河南省卫生健康委员会立项资助项目

食管癌中医研究系列丛书

总主编　郑玉玲
主　审　李成文

食管癌
中医理论与临床

主编　郑玉玲

全国百佳图书出版单位
中国中医药出版社
·北　京·

图书在版编目（CIP）数据

食管癌中医理论与临床／郑玉玲主编．—北京：
中国中医药出版社，2023.7
（食管癌中医研究系列丛书）
ISBN 978-7-5132-8142-3

Ⅰ.①食…　Ⅱ.①郑…　Ⅲ.①食管癌-中医治疗法-研究　Ⅳ.①R273.51

中国国家版本馆CIP数据核字（2023）第079108号

中国中医药出版社出版
北京经济技术开发区科创十三街31号院二区8号楼
邮政编码　100176
传真　010-64405721
保定市西城胶印有限公司印刷
各地新华书店经销

开本 787×1092　1/16　印张 10.75　字数 172 千字
2023年7月第1版　2023年7月第1次印刷
书号　ISBN 978-7-5132-8142-3

定价　49.00元
网址　www.cptcm.com

服务热线　010-64405510
购书热线　010-89535836
维权打假　010-64405753

微信服务号　zgzyycbs
微商城网址　https://kdt.im/LIdUGr
官方微博　http://e.weibo.com/cptcm
天猫旗舰店网址　https://zgzyycbs.tmall.com

如有印装质量问题请与本社出版部联系（010-64405510）

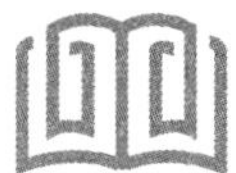

第二批国家中医临床研究基地建设单位

（国中医药科技函〔2018〕131号）

中医药传承与创新“百千万”人才工程（岐黄工程）岐黄学者

（国中医药人教函〔2018〕284号）

2022年全国名老中医药专家传承工作室建设项目

（国中医药人教函〔2022〕75号）

全国名中医传承工作室建设项目

（国中医药人教函〔2022〕245号）

编 委 会

序

食管癌在中医学典籍中的记载，可以追溯到两千余年前的《黄帝内经》，《素问·至真要大论》云：“饮食不下，膈咽不通，食则呕。”1957 年 11 月，周总理在北京召开“全国山区生产座谈会”，杨贵（时任河南省林县县委书记）报告林县有“三不通”，即“水不通、路不通、食管不通”，并说“水和路不通的问题，我们齐心协力，可以解决，但食管不通请求国家给予帮助”。周总理高度重视这个问题。1958 年，中国医学科学院肿瘤医院刚成立，8 月 10 日，总理即指示副院长李冰带领研究人员往林县开展调研。相关人员立即出发，他们从两个大队开始，按流行病学的要求，对食管癌的发病率及病死率进行正规调查，又逐渐推广到全县 15 个公社。经过一年多的艰苦工作，收集了全县的资料，从中发现了一些规律。接着，李冰等科研人员对安阳地区 12 个市县的 1000 万人口开展调查，结果发现，越接近太行山的县，发病率越高。随后，他们对晋、冀、豫三省的 18 个县的 5000 万人口进行调查，进一步掌握了食管癌的发病规律和病因线索。周总理看到李冰等科研人员绘制的三省一市食管癌发病率情况的地图和报告后，称赞说：“像林县这样的点，应该坚持，还要多搞一些。”

1959 年，吴英凯教授组织了著名的“华北三省一市食管癌防治科研协作组”，开启了地区大协作。1966 年，我作为我院第一批医疗队的成员来到林县，从此和林县百姓及参加协助研究的河南同道们结下半个多世纪的不解之缘。2005—2020 年，我受聘担任郑州大学博士研究生导师，为河南培养了几十位临床肿瘤学博士，郑玉玲教授就是其中之一。

中医中药是祖先给我们留下的瑰宝，几千年来保护了中华民族的繁衍健康。历届国家领导人高度重视中医药发展，多次作出重要指示，要遵循中医药发展规律，传承精华，守正创新，加快推进中医药现代化、产业化；建立中药特色审评证据体系，重视循证医学应用，探索开展药品真实世界证据研究。将证据放到中心位置，是对中医药监管理念的重要变革。我国中医药在临床医疗服务和保障健康事业中发挥着重要作用，传统中医药有长期的经验积累，是我国医药创新的重要来源，用现代科学技术诠释和论证中医药的博大精深，使其走向现代化，是现代药品监管人和医药人的职责和使命。

郑玉玲教授曾任河南中医药大学校长多年，中医学功底和临床经验皆较丰厚。为了适应时代的要求，并向广大同道们提供完善的参考资料，郑教授组织编写了本套《食管癌中医研究系列丛书》，内容源自两千余年传统医学典籍中对食管癌的记载，搜集整理了历代防治食管癌的医案和 1949 年以来相关的研究资料。这一尝试，无疑创作出了具有重大参考价值的典籍得以流传后世。

我国在食管癌流行病学、病因研究、营养干预、早期发现、早期治疗等方面皆取得了举世瞩目的成果。太行山区食管癌的发病率和病死率均有一定程度的下降。河南省林县已经改为林州市，“三不通”也已得到明显的改善。目前林州市已被世界卫生组织誉为“在基层开始肿瘤防治的典范”，在食管癌防治方面取得了明显成效。

越是有分量的著作，越要全面、精准，更要经得起历史的考验。历代中医典籍所载食管癌个案经验虽多，但限于当时条件，未能进行精准的统计，给编写带来了极大的难度。另外，本书的编写涉及我国对食管癌的西医学研究，虽然现代研究成果将在另一专著中详细介绍，但我希望在后续的工作中能将其结合并进一步完善，并编写方便以后研究的索引，以期更好地承上启下，传承创新，推动大家开展新的研究课题，从而能够向全球作出我国在食管癌防治方面的重大贡献。

中国工程院院士
中国癌症基金会副主席
亚洲临床肿瘤学会名誉主席

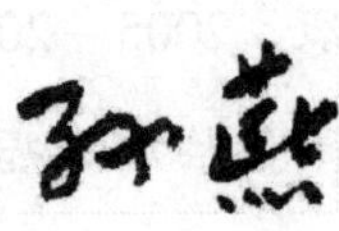

2022 年 6 月 6 日

前言

中国食管癌的发病率和病死率均居世界首位。由于本病在流行特征、组织学发生和发病危险因素等方面与欧美国家存在较大差异，因此要降低食管癌的发病率和病死率，我国的肿瘤研究者和医务人员必须根据国情，依靠中西医结合的方法来解决。

中医古籍文献没有“食管癌”的病名，但早在《黄帝内经》中就有与之相关的记载，如“膈塞闭绝，上下不通，则暴忧之病也”“食饮不下，膈塞不通，邪在胃脘”，并认为“三阳结谓之膈”。宋代严用和则在《济生方》中首先提出“噎膈”病名。历代医家在对其病因病机及治法方药不断深入研究的过程中，积累了丰富的诊疗经验。如东汉张仲景创制了大半夏汤治疗暮食朝吐、朝食暮吐；用小半夏汤治疗浊气上逆，呕吐痰涎；旋覆花代赭石汤治疗吐后痞硬、噫气不除。这些经方用于中晚期食管癌患者出现噎塞不下、呕吐痰涎常获得较好的效果。宋代《太平惠民和剂局方》记载丁香透膈汤治疗脾胃虚弱、痰气郁结的噎膈，沈括在《苏沈良方》中创制出软坚散结的“昆布丸”治疗噎膈等。金元时期，刘完素、张子和主张用攻法，李东垣常用养血行瘀法，朱丹溪则重视滋阴降火治疗本病。明代张景岳则提出治噎膈大法，当以调理脾肾为主。清代医家对本病的研究进一步深入，摸索出许多行之有效的治疗方法，并撰有专著加以论述，如姜天叙的《风痨臌膈四大证治》，吴苍山、吴仲宪父子的《医学噎膈集成》等。

新中国成立以后，人民政府对本病予以高度重视，于20世纪50年代初即由国家和河南省联合组织医疗队，深入食管癌发病率最高的河南省林县开展对该病的基础、临床研究。以沈琼教授、孙燕院士、陆士新院士、裘宋良教授、王立东教授为首的一大批专家学者都曾多次亲往长驻，观察走访，探究诊疗，为该病的防治作出了巨大贡献。在继承老一辈专家工作经验的基础上，食管癌中医研究课题组于1992年年初，从中医学角度对食管癌的防治开展了系统研究。研究的内容主要包括：①文献研究：搜集和整理古医籍中关于噎膈方药用药规律的记载；②证素研究：使用聚类分析法对噎膈证候规律加以研究探讨；③临床研究：创制了局部与全身结合的五步综合疗法及多种行之有效的方剂，如治疗食管癌痰瘀互结型的豆根管食通口服液，预防食管癌放疗后复发及治疗食管癌肝肾阴虚、顽痰瘀血型的地黄管食通，治疗晚期食管癌脾肾阳虚、顽痰瘀血型的附桂管食通等；④实验研究：主要探析治疗食管癌有效的经典方药，以及经验方的作用机制。

中医药是我国优秀传统文化中的瑰宝，对其传承与发展的研究近年来日益为国家高度重视。随着《中国的中医药》白皮书的发布及“健康中国”战略的实施，中医药发展更是上升为国家战略。国家分两批规划建设中医临床研究基地，食管癌作为重点研究病种被纳入第二批基地建设中。因本课题组前期在食管癌中医研究方面有一定基础，故获准承担食管癌中医研究任务。本课题组一方面继续深入进行基础理论和临床研究，另一方面根据长期积累的资料，结合研究成果，综合编撰了《食管癌中医研究系列丛书》。该丛书既是课题组对同行专家长期关心支持的回报，同时也弥补了国内无食管癌中医系列专著的不足。

本丛书包括《食管癌本草》《食管癌本草现代药理研究》《食管癌古今医案精选》《食管癌古今方剂精选》《食管癌中医理论与临床》。

为了编撰这套丛书，我们食管癌中医研究课题组聚焦研究方向，汇聚各方力量，收集古今资料，辛勤耕耘，刻苦研学，历经数载，终于将其整理出来，以便于中西医结合肿瘤专科医生、科研人员、医学院校师生、中医爱好者及部分患者等学习和查阅，以期广大读者从不同视角认识食管癌中医研究的内涵。

需要说明的是，本套丛书的大部分内容是对散见在古医籍和报刊中有关食管癌中医药（噎膈）研究资料的收集、整理和归纳，同时也有我们课题组多年来对食管癌中医理论和临床研究的实践和体会。如果能使读者从中借鉴和传承古人治疗食管癌的思路和经验，进而受到启迪并在临床中发挥作用，有益于广大的食管癌患者，同时又对其他恶性肿瘤的治疗思路与方法起到重要的参考，那将是对我们课题组全体人员的最大鼓励。由于中医药宝库博大精深，高远浩瀚，而我们的水平有限，难免会出现一些疏漏和不妥之处，恳请同行专家和广大读者给予批评，以便我们进一步学习、修正、完善和提高。

此套丛书得以出版，首先要衷心感谢我的恩师孙燕院士。他不仅对我肿瘤专业方面的研究和实践一直给予悉心指导，同时在九十高龄还亲自审阅书稿，提出中肯修改意见，又在百忙之中为本套丛书作序，让我感恩不尽。诚挚感谢河南省中医院毛德西教授、郑州大学许东升教授、河南中医药大学朱光教授、上海大学特聘教授夏昀等专家对本套丛书的精心指正！还要感谢全国学界同仁对我们课题组在医疗、教学和科研上的大力支持与帮助！

郑玉玲

2022 年 6 月 16 日

编写说明

本书主要分章、节两个层次的篇目结构。

第一章为食管癌中医基础理论研究，本章中既有古医籍记载的历代医家对食管癌病因病机论述，也有我们食管癌中医研究课题组提出的假说，更有通过现代科研方法验证的结果。

本书的第二、三章为食管癌中医临床研究和中西医结合治疗研究，分别论述中医分型论治和手术、放疗、化疗、食管支架后的中医分型论治。同时对古今文献记载的外治法等也进行了较为详细的记载。

第四章为食管癌康复研究，详细论述了食管癌手术、放疗、化疗所造成的并发症和后遗症的中西医康复，记载针灸及相关中药在食管癌康复期的应用。

本书所用内服和外用的中药剂量均指成人用量。体弱、老人、儿童均应在医师指导下应用。

本书所引文献多是近年公开出版的书刊资料，主要从“中国知网”“维普”及“万方”数据库查询参考的。

书后附参考文献的出处，方便读者查阅。

目录

MULU

第一章　食管癌中医基础理论研究

第一节　食管癌中医基础理论文献研究

一、古代文献对噎膈（食管癌）病名的认识

（一）噎膈（食管癌）病名

噎膈是以进食时吞咽困难、梗噎不顺、饮食难下或食入即吐为主症的疾病。古籍中噎膈这些症状表现的描述包括西医学中的食管癌、贲门癌以及贲门痉挛、食管憩室、食管炎、弥漫性食管痉挛等疾病，尤其与食管癌的表现十分相似。与食管癌症状相似的中医病名有“噎”“噎食”“噎塞”“膈”“膈塞”“膈气”“噎膈”等，其中“噎膈”一名，最早见于《济生方》。早在《山海经·五藏山经》就有“哽”病的记载，曰：“又东二十七里，曰堵山，神天愚居之，是多怪风雨。其上有木焉，名曰天楄，方茎而葵状，服者不哽。”“哽”病即“噎”病。《说文解字》中称：“咽，嗌也。”又有《扬子方言》曰：“嗌，噎也。”膈最早源于《黄帝内经》，《素问·至真要大论》曰：“饮食不下，膈咽不通。”《灵枢·四时气》曰：“饮食不下，膈塞不通，邪在胃脘。”以上说明噎膈的主要症状是吞咽困难、食入而吐，与食管癌的表现相符，并且指出该病的病位在胃。《灵枢》认为噎膈按部位分为上中下三膈。《灵枢·上膈》记载：“气为上膈者，食饮入而还出，余已知之矣。虫为下膈，下膈者，食晬时乃出，余未得其意，愿卒闻之。”《灵枢·本脏》曰：“肝大则逼胃迫咽，迫咽则苦膈中，且胁下痛。”

《内经》以后，许多医家曾对“膈”和“噎”进行区分和比较，如《诸病源候论》有“气噎、忧噎、食噎、劳噎、思噎”五噎和“忧膈、恚膈、气膈、寒膈、热膈”五膈的记载。明代王肯堂《医学津梁·噎膈》指出：“噎者，咽喉噎塞不通，饮易入，食难入也；膈者，胃口隔截而不受，饮食暂下，少顷复吐也。”可见噎病位于食管的上段，症状为饮食难入；膈病位于食管的下段或者贲门，症状为食虽可入，难尽入胃，少顷复吐。孙一奎在《医旨绪余》中也说道：“夫饮食入于噎间，不能下噎，随即吐出，自噎而转，故曰噎。膈，是膈膜之膈，非隔截之谓也。饮食

下噎，至于膈间，不能下膈，乃徐吐出，自膈而转，故曰膈。”从患病部位阐述了噎与膈的区别。清代张石顽《千金方衍义》认为噎与膈关系密切：“噎之与膈，本同一气，膈证之始，靡不由噎而成。”以上说明噎病较轻，膈病较重，噎是膈的先兆症状，噎病久不愈可迁延为膈。但两者都属于从咽到贲门具有隔阻症状的病变，因此后世医家又多将其合称为噎膈，并多在一起论述，如张介宾说：“噎膈者，膈塞不通，食不能下。”

历代医家对噎膈的表现有进一步描述，如《济生方》云：“其为病也，令人胸膈痞闷，呕逆噎塞，妨碍饮食，胸痛彻背，或肋下支满……”《症因脉治·噎膈论》曰：“内伤噎膈之证，饮食之间渐觉难下，或下咽稍急，即噎胸前，如此旬月，日甚一日，渐至每食必噎，只食稀粥、不食干粮。”《类证治裁》曰：“临食辍箸，嗌阻沫升。”如此等等。从以上内容可以看出噎膈除包括西医学的食管癌外，还应包括食管炎、食管憩室、食管痉挛等其他疾病。由于食管癌和其他食管疾病的性质和预后区别很大，如果笼统以噎膈命名，容易混淆，影响治疗、预后判断和学术交流，因此在对噎膈病名的诊断中必须明确是否为食管癌。在临床上应将食管癌从噎膈中独立出来，更有利于食管癌的辨证治疗。

（二）噎膈（食管癌）鉴别诊断

1. 噎膈当与翻胃（反胃）相鉴别

元代朱丹溪所著《脉因证治》曰：“膈噎，即翻胃也，噎病也。大概因血液俱耗，胃脘亦槁。在上近咽之下，水饮可行，食物难入，间或可食，入亦不多，名之曰噎。其槁在下，与胃为近，食虽可入，难尽入胃，良久复出，名之曰膈，亦名翻胃。”其认为翻胃、噎膈二者病出一体，把两者混称。明代赵献可在《医贯·噎膈》中明确指出：“噎膈、翻胃、关格三者，名各不同，病源迥异，治宜区别，不可不辨也……丹溪之论甚妙，但噎膈翻胃分别欠明。”他提出：“噎膈者，饥欲得食，但噎塞迎逆于咽喉胸膈之间，在胃口之上，未曾入胃，即带痰涎而出，若一入胃下，无不消化，不复出矣，惟男子年高者有之，少无噎膈。翻胃者，饮食倍常，尽入于胃矣，但朝食暮吐，暮食朝吐，或一两时而吐，或积至一日一夜，腹中胀闷不可忍而复吐，原物酸臭不化，此已入胃而反出，故曰翻胃，男女老少皆有之。”他从症状和年龄上对二者进行了区分。张介宾在《景岳全书》中也说道：“噎膈、反胃二证，丹溪谓其名虽不同，病出一体，若乎似矣。然而实有不同也。盖反胃者，食犹能入，入而反出，故曰反胃；噎膈者，隔塞不通，食不能下，故曰噎膈……故噎膈之病，病于胸臆上焦，而反胃之病，则病于中下二焦，此其见证之有不同也。”简单说明噎膈是食不得入，反胃是食入反出。清代尤怡在《医学读书记》中说：“噎膈、反胃，自是二病，世医每连称而并举之者，丹溪实作之俑也……是以噎膈分上、下二病，而以反胃属之膈，殊欠分明。愚谓噎膈之所以反胃者，以食噎不下，故反而上出，若不噎则并不反矣。其反胃之病，则全不噎食，或迟或速，自然吐出，与膈病何相干哉？二者病本不同，治法亦异，不可不辨！”以上医家认为噎膈和反胃是两种不同的疾病，其病因不同、症状不同，治疗上也要采取不同的方法。

2. 噎膈当与关格相鉴别

关格也有吐食，因此有必要对其和噎膈进行区分。《灵枢・脉度》曰：“阴气太盛，则阳气不能荣也，故曰关。阳气太盛，则阴气弗能荣也，故曰格。阴阳俱盛，不得相荣，故曰关格。关格者，不得尽期而死也。”以上指出关格为阴阳失衡，不能互根互用的严重病理状态。《医贯・噎膈》说：“关格者，粒米不欲食，渴喜茶水饮之，少顷即吐出，复求饮复吐，饮之以药，热药入口即出，冷药过时而出，大小便秘，名曰关格。关者下不得出也，格者上不得入也，惟女人多有此症。”《医学心悟》云：“更有小便不通，因而吐食者，名曰关格。经云：关则不得小便，格则吐逆。关格者，不得尽其命矣。”本证多系癃闭的严重阶段，可见于尿毒症等疾患。噎膈与关格的病因病机及多发人群皆有不同，不可混淆。

3. 噎膈当与梅核气相鉴别

噎膈初起，须与梅核气鉴别。噎膈系饮食吞咽受阻，梅核气唯自觉咽中如物梗塞不适，与进食并无妨碍，是为不同之处。早在《金匮要略》就有“妇人咽中如有炙脔，半夏厚朴汤主之”的记载。《千金要方》记载更为详细，曰：“咽中帖帖，如有炙肉脔，吐之不出，吞之不下。”

二、噎膈（食管癌）证素及组合规律的研究

（一）常见研究方法

证素概念的提出是构建辨证规范化的重要理论基石。证素定义为辨证的基本要素，是通过对症状、体征等病理信息的辨识而确定的构成证名的基本要素，证素是对证的概念进行最小单位的解构和划分，使之体现出中医辨证内容及思维轨迹，并

且证素具有一定的组合规则。越来越多的围绕证素的研究展开了“证素辨证”的新理论体系，奠定了证素作为辨证论治的核心和关键地位。

聚类分析和因子分析是研究证素及其组合规律的主要方法。聚类分析将数据集划分为若干组类，不但可以了解个别变量之间关系的亲疏度，也可以了解各个变量组合之间的亲疏度。因子分析是用少数几个因子描述许多因素之间的联系，将较为复杂的变量信息进行简化，总结为数个因子，以少数的几个因子反映原变量的大部分信息。由于两种方法从不同层次上揭示共性因子与观测变量的内在联系性，所以常结合应用于证素研究中。

（二）噎膈（食管癌）古代证素分析

以《中华医典》光盘为资料源，检索词为：噎膈、膈噎、噎证、噎症、隔塞、膈塞、塞噎、噎塞、膈病、膈证、膈症、噎、噎隔、噎食、膈、膈气。纳入标准：键入以上检索词，选择光盘文献中涉及噎膈的病因、病机、症状的文献。如有下列情况者对文献进行排除，排除标准如下：①条目内容只涉及噎膈病名，无病因或病机的内容。②条目内容只涉及噎膈病名，但未涉及噎膈症状描述的内容。③已经收录的医家论述，如果再次被引用则不再纳入。④同时排除与噎膈无关的条目，如外科、儿科、部分妇科条目等。⑤同一病证下不同的医案记录分作多条目录入。

共检索到文献655条目，按照排除标准，最终筛选出涉及噎膈病位、病性的描述共469条文献条目，共提取证候要素50个，其中病性要素35个，病位证素15个。参照朱文锋编写的《证素辨证学》中53项通用规范证素为证素提取标准，获得以下研究结果。

1. 病性证素分析

分析发现涉及噎膈的病性证素有气虚、血虚、血瘀、血热、阴虚、阳虚、阳亢、阳浮、亡阴、气滞、气陷、气逆、气不固、精（髓）亏、津（液）亏、动血、水停、虫积、食积、毒、外风、火热、湿、暑、燥、寒、痰、饮、喜、怒、忧、思、惊、恐、悲。

从涉及噎膈的35个病性证素的频数分布中发现，病性证素频率大于10%的依次为气滞、痰、血虚、津（液）亏、火热、燥、气虚、阴虚、血瘀、气逆、阳虚、忧、怒、食积等。将证素分为实性和虚性两类，其中实性病性以气滞、痰最为突出，其次以火热、燥、血瘀为主。虚性病证中以血虚、津（液）亏最为突出，其次为气虚、阴虚、阳虚。

通过分析反映出因噎膈所涉及的食管、胸膈、胃脘等部位，皆属于六腑范畴，“六腑以通为用”，而噎膈的突出表现为食物纳入困难，梗阻不下，存在气机上下不通之关键病机，尤以气滞、痰影响气机运行最为明显。同时也反映出“胃为阳土，喜阴而恶燥”的特点，血、津液同属于阴，胃为阳腑，以阴气凉润通降用事，胃阴足则能受纳腐熟，故阴不足则出现病变。

2. 病位证素分析

病位证素：胃、脾、胆、肝、心、肺、肾、膀胱、大肠、小肠、心神（脑）、经络、上焦、下焦、咽喉。涉及噎膈的病位证素共15个，其中频率大于10%的依次为胃、脾、肝、上焦、肾、咽喉。咽喉本应属于病变部位，但是中医学整体观念决定了咽喉本处的病变不是根本，而是“标”，与之紧密相连的胃却是中医关键病位。古代文献对噎膈病位的界定，并没有局限于食管部位，因为食管局部不是独立的部位，而是属于消化系统的一个部分，因此，必须从消化系统的整体脏腑分析病位，首先确定了关键病位——胃和脾。在解剖位置上胃与食管直接相连，故噎膈的发生与胃最为密切。脾与胃同居中焦，以膜相连，经络上相互络属，功能上相互影响。脾胃同为土系统，土系统功能紊乱，才会导致食管局部病变。其次，密切相关的病位为肝，肝属于木系统，主疏泄，调畅气机，有助于脾胃之气的升降，从而促进脾胃的运化功能。另外，噎膈病性中气滞占首位，也突显出肝与脾胃之间的病理影响关系。上焦病位的提出也是倾向于噎膈症状的局部病位，但是对局部的关注度远不及对脾胃病位的关注度高，充分反映出中医学对病变部位相互联系的认识观点；肾病位的提出，是对先天之肾与后天脾胃影响关系的提示。

3. 聚类分析

将研究结果显示的噎膈病位证素与病性证素进行聚类分析，呈现出四种证素组合规律，即：上焦、咽喉、气滞、痰、血瘀；肝、火热、食积、怒、忧；脾、胃、气虚、阳虚、气逆；肾、阴虚、血虚、津（液）亏、燥。

分析第一组证素，上焦和咽喉聚类关系密切，咽喉是食管的投射部位，上焦是中医对人体部位的一个重要划分标志，上焦涵盖咽喉在内，上焦与咽喉共同反映出噎膈在食管处的具体病灶所在。在所有病性证素中，气滞的频次最高，也是最突出的病机特点，说明气滞是导致噎膈发生的重要病机，气化是人体新陈代谢的重要体现，津液与血都是有形之物，其运行输布都离不开无形之气的推动。所以，如果出现气滞，痰、血瘀的形成则是必然结果。该证素组合反映食管处气滞、痰和血瘀三者结合，是导致噎膈的重要病机。

分析第二组证素，肝并不是噎膈直接局部病灶，属于病变间接病位。肝主疏泄，主调畅情志，怒、忧与肝病位有密切聚类关系，充分反映出郁怒和忧虑容易造成气机结滞，也反映出情志异常与噎膈的发生密不可分；同时，因怒气郁可内生火热，因忧气结可生食积；郁热、食积则脾胃滞碍，气机不降，形成噎膈。该证素组合反映出噎膈肝郁生热和形成食积的病机。

分析第三组证素，由于噎膈局部病灶食管下连胃口，属于主运化功能的中医脾系统，因此与脾胃有密切联系。本证素结合特点属于虚实夹杂，虚为气虚、阳虚。脾胃主运化，赖气之推动运行，也赖阳气之腐熟温化，若脾胃阳气亏虚，则不能运化食物，中焦升降转输受影响，则清不升、浊不降，导致气逆行向上，气机隔阻不畅，食物噎塞不通。该证素组合反映出噎膈脾胃阳虚气逆的病机。

分析第四组证素，病位在肾，这是噎膈的间接病位，因机体上下为整体，病在上，下有因。与肾聚类关系密切的病性证素是阴虚、血虚、津（液）亏和燥，肾阴为一身阴液之根本，根源不足，则易造成体内阴血或阴津不足而生内燥，不足以凉润通降用事，从而导致噎塞不通的病症。该证素组合反映出噎膈阴津亏和燥的病机。

由以上四组证素组合特点反映出四组病机特点，并形成噎膈的四个基本证候，即（上焦）痰瘀气结、（肝）郁热食积、（脾胃）阳虚气逆、（肾）阴津亏燥。

（三）噎膈（食管癌）现代证素分析

以“食管癌”“中医药 or 证 or 证型”“噎膈”为关键词，检索 1979 ~ 2020 年在中国学术期刊全文数据库（CNKI）发表的相关中医药治疗食管癌的文献，通过模糊检索得到食管癌病因、病机和证候、证或证治内容的全部文献。

纳入标准：①有关食管癌病因、病机和证候、证或证治的内容；②有关噎膈文献中西医明确诊断为“食管癌”，并涉及食管癌的病因、病机和证候、证或证治的内容。

排除标准：重复发表的论文或重复引用的文献内容，仅取 1 篇。

按照排除标准剔除部分文献，最终得到合格文献 191 篇，建立食管癌证素 191 条文献条目，进行证素提取，共获得证素 39 个，其中病位证素 13 个，病性证素 26 个。

1. 病性证素分析

病性证素中，痰出现的频率最高，其次为血瘀、气滞、气虚、阴虚、燥、血虚、津（液）亏、火热、阳虚、湿、毒、思、食积、忧、怒等。将证素分为实性和虚性两大类，其中，实性病性中以痰、血瘀、气滞最为突出，其次以燥、火热、湿、毒为主。以上揭示出食管癌的发病机理主要属于气、痰、瘀交结于食管、胃脘等部位，胃之通降阻塞，上下不通，因此饮食难下，食而复出。或气郁化火生燥，或痰瘀生热，或影响水液代谢，生成水湿，或形成毒邪，以致邪犯胃腑，酿成本病；在虚性的病证中以气虚、阴虚最为突出，其次为血虚、津（液）亏、阳虚。根据气分阴阳理论，气虚可表现为偏于阴气虚或阳气虚的不同。由于阴气虚出现频率高于阳气虚，反映出阴气虚则凉润作用减退而见热象，根据“胃为阳土，喜阴而恶燥”的特点，胃阴气虚则受纳腐熟水谷功能减退而出现病变。

2. 病位证素分析

病位证素以脾出现的频率最高，其次为胃、肝、上焦、咽喉、肾等。食管癌病灶在食管，属于消化系统的组成部分，下连胃口，属于主运化功能的中医脾系统，因此食管癌的病位属于中医脾胃系统；次之主要病位为肝，中医肝系统主升发、主疏泄、司气机运行、主情志，提示食管癌的发生存在肝气不畅，肝与脾胃的失调，影响脾胃升降。咽喉是食管的投射部位，上焦是中医对人体部位的一个重要划分标志，上焦涵盖咽喉在内。上焦与咽喉共同反映出噎膈在食管处的具体病灶所在。肾则为食管癌的间接病位，体现了中医学整体观念。病在上，下有因。肾藏精，为一身阴阳之根本，病久必损及肾，这也是食管癌病证逐渐发展的结果。总之，病位证素特点揭示出食管癌的直接病位在咽喉、上焦部位，归属于脾胃系统，间接病位与肝肾有关。

3. 聚类分析

高频证素经聚类分析后，形成九类：①阴虚、津（液）亏、燥；②血虚、气滞；③阳虚、气虚；④痰、血瘀；⑤毒、火热；⑥脾、胃、肝、肾；⑦上焦、咽喉；⑧怒、忧、思；⑨食积、湿，突出反映了六类病性组合规律特点、两类病位组合规律特点和一类情志异常变化特点。

高频证素经因子分析，形成了八类组合规律特点：①阴虚、津（液）亏、燥；②血虚、气滞；③阳虚、气虚；④痰、湿、血瘀；⑤毒、火热；⑥脾、胃、肝、肾；⑦上焦、咽喉；⑧怒、忧、思、食积。

综合比较两种分类方法的结果，相同之处是都集中倾向食管癌病位在上焦、咽喉，病变脏腑涉及胃、脾、肝、肾；集中倾向七情中的怒、忧、思是导致食管癌发生的主要病因。存在差异的是食积、湿邪是否和胃、脾、肝、肾或怒、忧、思密切相关。根据中医理论和临床实践，考虑到胃、脾、肝、肾功能失调不仅会造成湿邪，也会造成其他邪气，如脾之功能失调，健运失司，水湿而成痰；肝之疏泄失常，则气失条达，可致气滞血瘀或气郁化火；肾阴不足，则不能濡养咽嗌，肾阳虚馁，不能温运脾土，以致气滞、痰阻、血瘀，使食管狭窄，胃失通降，津液干涸失濡而成本病；怒、忧、思不仅可以造成食积，还会造成如气滞、血瘀等其他病理变化。

上述证素组合特点揭示出食管癌发病机理存在痰瘀互结、毒火热互生、食积与湿互生的实性病变关系，阳虚与气虚互存的虚性病变关系，阴津亏虚与内燥互存、血虚与气滞互存的虚实夹杂病变关系。痰为食管癌最为突出的病性证素，《丹溪心法》云："痰夹瘀血，遂成窠囊。"痰瘀互结，为双重有形之物阻于食道，必凝聚不散、阻滞经络，久则胃之通降阻塞，上下不通，因此饮食难下，食而复出，故痰瘀互结为食管癌的重要病机特点。毒与恶性肿瘤的发生发展关系密切，恶性肿瘤的发生或因气滞血瘀，或因痰凝湿聚，或因热毒内蕴，久之则蕴积化毒。癌毒毒力、破坏力远比一般传统的疫毒、热毒、湿毒、痰毒、瘀毒等强很多。毒的病性认识反映出病邪严重损害机体的程度，癌毒消耗机体营养物质，导致异常增生，脏腑衰弱，阴阳气血亏虚等。食积与湿病性证素反映出食管癌的发生，可能与长期大量饮酒，过食肥甘，宿食积滞胃肠，助湿生痰，阻塞气道，气机不畅有关。虚性病证以阳虚、气虚为主，此或由先天，或由后天实邪损伤脾胃，致气虚阳微之病机变化。食管癌病位在上焦、咽喉处，属人体阳位，需要阴津濡润。若机体阴虚，津液不足，甚则形成内燥，致食道不濡，而受煎灼。血虚与气滞病理变化也反映出食管癌的复杂性。气血关系密切，气滞不行可致血运不生，血虚不养可致气行不畅，如果互为影响，则构成血虚气滞的复杂病机。

（四）古今证素提取比较

我们从噎膈古代文献资料提取出的主要证素共20个：胃、脾、肝、肾、上焦、咽喉、气滞、痰、血瘀、火热、食积、怒、忧、气逆、阴虚、血虚、津（液）亏、燥、气虚、阳虚；我们从食管癌现代文献资料提取出主要证素共22个：胃、脾、肝、肾、上焦、咽喉、气滞、痰、血瘀、毒、火热、食积、怒、忧、思、湿、阴虚、血虚、津（液）亏、燥、气虚、阳虚。

两者比较，相同的证素有19个：胃、脾、肝、肾、上焦、咽喉、气滞、痰、血瘀、火热、食积、怒、忧、阴虚、血虚、津（液）亏、燥、气虚、阳虚。这表明历代医家对噎膈的认识与现代中医对食管癌的认识有诸多相似之处，在病位、病因、病性方面有基本共识点：局部病位属于咽喉、上焦，整体相关联病位为胃、脾、肝、肾；情志的怒和忧与病证的形成密切相关。《诸病源候论》云："忧恚则气结；气结则不宣流，使噎，噎者，塞不通。"病性证素基本确定为气滞、痰、血瘀、火热、食积属于实邪的证素和阴虚、血虚、津（液）亏、燥、气虚、阳虚属于正虚的证素。上述研究结果较为全面详实地覆盖了噎膈（食管癌）的文献源，并依据朱文锋编写的《证素辨证学》中53项通用规范证素为证素提取标准，所提取的古今病位病性相同的证素可作为规范化研究噎膈（食管癌）病机的基础标准。

从噎膈古代文献资料中提取的证素与从食管癌现代文献资料提取的证素不同之处在于：前者有病性证素气逆而后者无，后者有病性证素毒、湿、思而前者无。噎膈古代文献所讨论的范围，包括了贲门痉挛、食管炎、食管狭窄、食管癌等诸多疾病，而食管癌现代文献所讨论的范围单纯涉及食管癌疾病。两者研究范围不完全对等可能是造成证素差异的原因。贲门痉挛、食管炎、食管狭窄等疾病病变较食管癌轻，与食管癌的发生有一定的相关性，病变严重至后期会发展为食管癌。气逆属于气机运行失常，逆行向上的病变，可见于气机紊乱的病变早期，故贲门痉挛、食管炎、食管狭窄一类疾病多涉及该病机特点。毒、湿、思证素见于食管癌文献研究提取结果，可能因食管癌病变严重，病情更为复杂，现代研究提出了"毒"的病理认识；而湿邪属于病理产物，常因多个脏腑失调或者气血紊乱造成，该邪顽固，多见于病变后期；思证素突出了在情志特点上的过度思虑，或许与人们在现代生活中较古代脑力过度、信息知识负荷过大有关，或者与病变至食管癌严重时期，患者忧思交织，精神负担更大有关。故食管癌涉及毒、湿、思病机特点。

三、噎膈（食管癌）用药规律研究

（一）古代文献治疗噎膈用药规律

通过对从《黄帝内经》至清代用于治疗噎膈的中医文献进行收集，包括综合性医著、方书、专书、本草、类书、医案、医论、医话等，对其方药进行整理，得出古代常用的方药方剂。并用现代数理统计方法，发现古代治疗噎膈证的方剂中，补虚、理气、化痰、温里四类药物所占频次最高，是构成治疗噎膈方剂的主要药物，在临床治疗中起主要作用。并采用系统聚类法进行聚类分析得出以下新的十个聚类方。C1 方：檀香、丹参、郁金、北沙参、川贝母、荷叶，诸药配伍适用于痰气交阻之噎膈。C2 方：鳖甲、生地黄、穿山甲、桃仁、红花，诸药相伍适用于瘀血内结之噎膈。C3 方：苏子、杏仁、天冬、百合、麦冬，诸药相伍主要用于痰邪所致之噎膈。C4 方：党参、羚羊角、紫菀、射干、大黄，诸药相伍适用于痰热交阻、肾阴不足之噎膈。C5 方：瓜蒂、旋覆花、黄柏、黄芩、黄连、地骨皮、白芍、斑蝥、当归，诸药相伍适用于气血阻滞之噎膈。C6 方：菟丝子、鹿角胶、枸杞子、山茱萸、山药、牡丹皮、泽泻、熟地黄，诸药相伍适用于气虚阳微之噎膈。C7 方：石斛、女贞子、大枣、蜂蜜、栀子、天花粉，诸药相伍适用于津亏热结之噎膈。C8 方：大腹皮、薏苡仁、谷芽，诸药相伍适用于中焦不运之噎膈。C9 方：杵头糠、白豆蔻、枇杷叶、桔梗、半夏、瓜蒌，诸药相伍适用于痰湿阻滞之噎膈。C10 方：莪术、三棱、水蛭，三药相伍适用于瘀血所致之噎膈。

分析发现，理气药在古代治疗噎膈病中最为常用，这是因为噎膈病因多与情志关系密切，而七情致病易伤气机。《素问·举痛论》在论述百病皆生于气时，就着重论述了由七情导致的气机异常。气机已伤，百病由生，如气不能行水则留湿化痰，气不能行血又能致瘀为病，如《医宗必读》云："郁气生痰，痰则塞而不通，气则上而不下，妨碍道路，饮食难进，噎塞所由成也。"理气药古之多用木香、陈皮、槟榔。木香善行脾胃之滞气，而噎膈病在食管，由胃所主，故多用木香；陈皮药性温和，既理气又化痰，正合噎膈病机；槟榔，《中药学》教材将其归为驱虫药类，其实它理气效果更佳，如《药性论》说它可以"宣利五脏六腑壅滞"，《名医别录》认为它可以"除痰癖"。

（二）现代文献治疗食管癌用药规律及分型

通过对现代中医治疗食管癌的相关文献分析，获得食管癌证型13个。其中，痰气交阻、气虚阳微、痰瘀互结、气滞血瘀、脾虚气滞为常见证型，而又以痰气交阻型食管癌最为常见。古代文献已明确指出食管癌的首要症状噎膈与“痰”有关。《临证指南医案·噎膈反胃》曰：“气滞痰聚日壅，清阳莫展，脘管窄隘，不能食物，噎膈渐至矣。”因食管癌患者多有素食肥甘或酗酒、吸烟等嗜好导致痰浊蕴结，故食管癌证型中痰气交阻型占比最高，并产生吞咽困难、呕吐痰涎等由痰而致的症状；气滞痰浊留滞脏腑、经络日久，形成瘀血，停留食道，结聚在局部而形成肿块，导致吞咽困难、疼痛等表现，故痰瘀互结、气滞血瘀位于证型分析总频次第三位和第四位；另外，正气虚弱也是食管癌发病的一个重要因素，统计结果中脾虚气滞与气虚阳微也占有较大比重，盖因脾胃气虚、七情内伤，易引起人体内部环境的失衡，为外邪的入侵提供条件，多见纳食不佳、身倦乏力、面色萎黄、大便正常或溏稀等虚性症状。

食管癌所用方剂中自拟方居多，以启膈散、沙参麦冬汤、补气运脾汤、通幽汤、六君子汤较为常用，与统计得到的证型结合可见二者相互吻合，说明食管癌的治疗在运用补益、化痰、活血化瘀的同时，还要特别重视滋阴法的选用。食管癌用药共182种，按功能归为39类，进一步合并为20大类。补虚、清热、化痰止咳类药的使用频次较多，盖本病多因脏腑内虚、气血亏损、年高肾衰或先天禀赋不足所致。药物统计结果显示位于治疗食管癌前三位的药物类型是补虚、清热、止咳化痰药，其中补虚药居第一位，补虚药中又以补气药为重，如白术，味苦、甘，性温，入脾、胃经，能温补脾阳，脾阳得运，则脾能升能健，抵抗外邪的能力增强。清热药居第二位，气虚痰凝，日久瘀滞，可化热成毒，灼伤阴血，形成恶性循环，促使病程不断进展。因此，在病程中多用清热解毒类、养阴类药物，如生地黄具有性凉而不滞、质润而不腻的特点，能清热生津，凉血止血，止血而不留瘀；天花粉味甘、微苦，能够清热生津，消肿排脓，常与另一种治疗食管癌热毒症状的沙参配伍，其机理都着眼于阴虚热毒痈成之病机，利用养阴清热解毒药组方，调整脏腑功能，祛除病理产物。另外，当饮食不当、体质虚弱、外邪入侵、精神刺激等各种原因导致五脏气化运行功能失调时，可出现水液停聚，凝结成痰，而痰性属阴，其性黏滞缠绵，易遏阻于食管，致噎膈患者出现吞咽不适、胸膈痞闷等症，故常用化痰止咳平喘药进行化痰散结。统计发现，化痰散结类药物使用频率占第三位，其中旋覆花、半夏的使用频次较高，与其味辛、性温，化痰消痞散结、降逆止呕的功能主治有关，各家治疗食管癌处方中也多有旋覆花与半夏。

综合以上结果发现，治疗噎膈的方剂以补益药为最多，特别是补气药，所占比例较大，说明各医家都认为在食管癌病理过程中正气虚为主要矛盾，治疗当以扶正为先。特别是中西医结合治疗中，补药更为重要，可能因为各医家都认为放化疗和手术疗法最易伤正。现代研究表明恶性肿瘤的发生、发展与机体的免疫功能密切相关，由于机体的免疫功能紊乱，体内突变的细胞不能被免疫系统有效清除而逃逸，导致恶性肿瘤发生。恶性肿瘤发生后，肿瘤组织细胞由于快速增生，要消耗大量营养物质；同时，由于恶性肿瘤对机体的损害，导致发热、疼痛等症致胃肠道功能低下，特别是食管癌，阻滞食物的摄入，使机体摄入减少。如此种种导致机体营养不良，机体免疫力进一步下降。补益类药现已证明可以改善胃肠道功能，提高机体免疫力，同时，有些补益药还可以直接作用于恶性肿瘤细胞，如党参、人参主要成分人参皂苷，甘草中有效成分甘草甜素等可抑制恶性肿瘤细胞增殖、诱导细胞凋亡。

毒与恶性肿瘤的发生发展关系密切，恶性肿瘤的发生不论是气滞血瘀，还是痰凝湿聚，还是毒热内蕴，久则总会蕴积化毒。所化毒邪进一步损伤机体，而产生多种复杂证候，因此邪毒结于病体是恶性肿瘤发生的根本原因之一。中医在治疗恶性肿瘤时还多从毒论治，食管癌也不例外。据统计，中医治疗食管癌除选用清热解毒药外，还用一些其他解毒药，特别是有毒中药，达到以毒攻毒的功效，如蜈蚣、全蝎、砒石、蟾酥等。有的还选用化腐生肌消肿的药物，如硇砂、硼砂等。现代研究发现，一些有毒中药可以从多种途径发挥抗恶性肿瘤的作用，如对砒石（三氧化二砷）的研究已经享誉中外。

第二节　历代医家对食管癌病因病机的认识

一、历代医家对食管癌病因的认识

（一）忧思郁怒

情志失调可致食管癌，早在《内经》就有记载，《素问·通评虚实论》曰："隔塞闭绝，上下不通，则暴忧之病也。”首次提出忧思恼怒可以导致上下膈塞不通。此句经文已为后世所共识，宋代陈无择《三因极一病证方论》对噎膈与情绪的关系进行了详细论述，曰：“喜怒不常，忧思过度，恐虑无时，郁而生涎，涎与气搏，升而不降，逆害饮食，与五膈同，但此在咽嗌，故名五噎……病有五膈者，胸中气结，津液不通，饮食不下，羸瘦短气，名忧膈；中脘实满，噫则醋心，饮食不消，大便不利，名曰思膈；胸胁逆满，噎塞不通，呕则筋急，恶闻食臭，名曰怒膈；五心烦热，口舌生疮，四肢倦重，身常发热，胸痹引背，不能多食，名曰喜膈；心腹胀满，咳嗽气逆，腹下若冷，雷鸣绕脐，痛不能食，名曰恐膈。此皆五情失度，动气伤神，致阴阳不和，结于胸膈之间，病在膻中之下，故名五膈；若在咽嗌，即名五噎。”以上说明情志不畅，导致气机郁滞，脏腑气化功能失调，则食管膈噎不畅，甚至食而不入。宋代《圣济总录》中记载“人之胸膈，升降出入，无所滞碍，命曰平人。若寒温失节，忧恚不时，饮食乖宜，思虑不已，则阴阳拒隔，胸脘痞塞，故名膈气”，其论述相近。

明代张景岳《景岳全书·噎膈》曰：“噎膈一证，必以忧愁思虑，积劳积郁，或酒色过度，损伤而成……喜怒太过，七情伤于脾胃，郁而生痰，痰与气搏，升而不降，饮食不下。盖留于咽嗌者，则成五噎，结于胃膈者，则为五膈。”以上都说明了忧思郁怒可导致气机郁滞，气滞则津停而生痰，交阻于食道，妨碍饮食。李中梓《病机沙篆》言：“盖百病之因多兼六淫而成，噎膈则惟以七情所致，由于饮食者，亦间有之……然病在神思，所谓心病还须心药也。”以上内容强调了七情为食管癌发病的首要因素。明代龚廷贤《万病回春》说：“夫膈噎翻胃之症，皆由七情太过而动五脏之火，熏蒸津液而痰益盛，脾胃渐衰，饮食不得流行，为膈、为噎、为翻胃也。”清代李用粹《证治汇补·噎膈》认为：“噎有气滞者，有血瘀者，有火炎者，有痰凝者，有食积者，虽有五种，总归七情之变。”以上内容皆强调七情为食管癌发生发展的重要致病因素。情志失常，可致气机升降出入失常，脏腑气化功能失常，伤津耗液，久而导致食道发生器质性病变，从而发病。

（二）饮食酒伤

饮食不当，对人的伤害早在《黄帝内经》就有很多论述，如《素问·痹论》说：“饮食自倍，肠胃乃伤。”这说明饮食失常，可以伤及肠胃。《素问·生气通天论》则说：“因而大饮，则气逆。”这说明饮酒可以导致胃气上逆。《灵枢·上膈》

曰："喜怒不适，食饮不节，寒温不时，则寒汁流于肠中。流于肠中则虫寒，虫寒则积聚，守于下管，则肠胃充郭，卫气不营，邪气居之。人食则虫上食，虫上食则下管虚，下管虚则邪气胜之，积聚以留，留则痈成，痈成则下管约。"以上说明饮食不节，在外界因素的影响下，可致积聚生痈，阻塞食管。

由于饮食不当，伤及脾胃，导致运化失司，生湿化痰，阻结食道。如明代叶文龄《医学统旨》说："酒面炙煿，黏滑难化之物，滞于中宫，损伤脾胃，渐成痞满吞酸，甚则为噎膈反胃。"说明嗜酒辛辣、食用炙热肥甘及难消化的食物会影响中焦脾胃的运化功能，导致噎膈。嗜饮热酒可致食管受伤，耗损津液，食管干涩，噎膈不通。喻昌在《医门法律》中指出："过饮滚酒，多成膈证，人皆不知。"清代何梦瑶《医碥·反胃噎膈》进一步说："酒客多噎膈，饮热酒者尤多，以热伤津液，咽管干涩，食不得入也。"《景岳全书·噎膈》说："酒色过度则伤阴，阴伤则精血枯涸，气不行则噎膈病于上，精血枯涸则燥结病于下。"不但如此，酒还可助湿生痰化热，如清代张秉成《本草便读》说："过饮则耗散气血，助湿生痰，其酒性虽退，而渣滓日积，留聚胃中，黏腻不化，饮食渐少，脾胃日虚，而成噎膈反胃者多矣。"酒为大热之品，长期饮酒可生湿化痰，甚至化热而伤津耗液，导致食管干涩，食而难下。清代叶天士《临证指南医案·噎膈反胃》谓："酒湿厚味，酿痰阻气。"清代李用粹《证治汇补·噎膈》指出："又或好酒之徒，湿中生火，火复生痰，痰火交煎，胶结不开，阻塞清道，渐觉涩痛。"综上所述，食管癌的发生发展与饮食不节、偏嗜、不洁，特别是饮酒密切相关。

（三）正气虚弱

正气虚弱，邪气容易侵淫，《素问·刺法论》云："正气存内，邪不可干。"《素问·评热病论》云："邪之所凑，其气必虚。"正气虚弱，机体气化无力，多致津血停滞，化生内邪，变生百病。《临证指南医案》曰："噎膈反胃，名虽不同，病出一体，多因气血两虚而成。"《医宗必读·反胃噎塞》说："大抵气血亏损，复因悲思忧恚，则脾胃受伤，血液渐耗，郁气生痰，痰则塞而不通，气则上而不下，妨碍道路，饮食难进，噎塞所由成也。"朱丹溪在《脉因证治》说："血虚，脏腑之火起，气虚，脏腑之火炽。而或因金水二气不养，或阴血不生，肠胃津涸，传化失宜；或因痰膈妨碍升降，气不交通，皆食入复出，谓之膈噎。"气血虚弱，代谢功能失常，可致交通不表，食道阻塞。此外，阴津耗损也是噎膈发病的重要因素之一。如程国彭《医学心悟·噎膈》说："凡噎膈症，不出胃脘干槁四字。"清代吴静峰《医学噎膈集成》说："噎膈本水亏之症。肠胃干涩，饮食入胃，不能下行，故上反而作吐；肠中无津，则大便如羊矢。"尤怡《金匮翼·膈噎》曰："噎膈之病，有虚有实……虚者，津枯不泽，气少不充，胃脘干瘪，食涩不下，虚者润养，实者疏瀹，不可不辨也。"说明噎膈发病亦以气虚津亏为主。

气血不足，脏腑虚弱，运化功能失调多易发生食管癌。《灵枢·邪气脏腑病形》云："脾脉……微急为膈中，食饮入而还出，后沃沫。"《景岳全书·噎膈》云："凡治噎膈之法，当以脾肾为主。盖脾主运化，而脾之大络布于胸膈；肾主津液，而肾之气化主乎二阴。故上焦之噎膈，其责在脾；下焦之闭结，其责在肾。治脾者宜从温养，治肾者宜从滋润，舍此二法，他无捷径矣。"

年老之人，精气衰竭，正如《素问·阴阳应象大论》云"年四十，而阴气自半也"，易发噎膈。张景岳《景岳全书·噎膈》载有"少年少见此症，而惟中年耗伤者多有之"及"凡年高患此者多不可治，以血气虚败故也"。吴鞠通所言："大凡噎症，由于半百之年，阴衰阳结。"清代姜天叙《风劳臌膈四大证治》说："噎膈多由暮年之人，其属血干也明甚。盖血结则无以制火，火盛则津液脂膏因火成痰，水谷道路因火干槁，故痰火窒塞胸膈而成噎膈也。"以上均指出年高体弱与噎膈发病关系密切。

不善养生、酒食不节可以消耗正气，致食管癌的发生。日本丹波元坚《杂病广要》说："膈噎始因酒色过度，继以七情所伤，气血日亏，相火渐炽，几何不致于膈噎。"严用和《济生方·宿食门》说："善摄生者，谨于和调，使一饮一食，入于胃中，随消随化，则无滞留之患。"气血亏虚，津液亏耗，脏腑运化功能失常，不能抵御外邪，从而积聚成病。

（四）他病转化

某些疾病如食管息肉、反流性食管炎等，经久不愈，可以导致食管癌的发生。对此，陈无择《三因极一病证方论》提出："中脘实满，噫则醋心，饮食不消，大便不利，名曰思膈。"以上说明中满、吞酸容易导致噎膈。清代名医李用粹所著《证治汇补·吞酸》更加明确提道："吞酸小疾也，然可暂不可久，或以疾小或忽之，此不知其噎膈、反胃之渐也。"以上说明吞酸日久，可以导致食管受伤，发生食管癌。

（五）性别因素

中医学对于性别与食管癌的关系已有所认识，如明代赵献可在《医贯》中指出“惟男子年高者有之，少无噎膈”及“此证多是男子年高五十以外得之”，说明食管癌的发病男多于女，与现代研究结果相一致。

由此可见，中医学对于食管癌的病因认识相当深刻，与西医学对于食管癌病因学的许多认识相同。如西医学发现，饮食中由于食物真菌污染或加工不当，易导致亚硝酸盐等致癌物质的产生；喜吃热烫食物，可以导致食管黏膜的损伤；饮酒与食管癌有一定的相关性；由于饮食不当，导致维生素及微量元素的缺乏与食管癌的发病密切相关等，都说明饮食是食管癌的发病因素。难能可贵的是，对于反流性食管炎（吞酸）与食管癌的关系，宋代已有提出，清代明确记载。由于条件的限制，中医学对于食管癌的认识也存在不足之处，如中医学没有区分主要致病因素和次要因素，也很少有人讨论病因之间的相互联系性；没有外邪导致噎膈的记载，但近年来发现人乳头瘤病毒（HPV）、牙龈卟啉单胞菌是导致食管癌发生的一个因素；同时，中医学虽有体质禀赋等有关遗传学论述，但没有关于疾病遗传家谱的记载。

郑玉玲教授团队研究认为，外邪直中，食管反复损伤是导致食管癌的直接病因，直中之外邪包括热烫饮食（热酒、烧烤、热饭等）、各种微生物（人乳头瘤病毒、牙龈卟啉单胞菌）感染等因素，而高龄和情志抑郁是促进食管癌形成因素。其形成机制开始为外邪直中，食管反复损伤，随着年龄的增加，机体调节能力降低，加之因病致情志抑郁，肝气疏泄条达功能失常，肝气犯胃，胃失和降，浊气上逆加重食管局部的病变，易产生气滞血瘀痰阻，形成噎膈。

二、对食管癌病机的认识

《素问·至真要大论》在论述如何治疗疾病才能效如桴鼓时说：“审察病机，无失气宜。”病机，即疾病的发生发展机理，可以从机体的气血阴阳、脏腑经络和机体与致病因素的关系多个方面、不同层次进行认识。对于食管癌的病机，历代医家注重从气血、阴阳、津液进行了论述。

（一）气

气的运动和功能失常，都可以产生多种疾病，如《素问·举痛论》说：“百病生于气也。”宋代陈师文等《太平惠民和剂局方》提出：“论一切气证，皆由忧戚中或盛怒中，动伤真气，致阴阳不和，结气于胸膈之间，壅滞不快，饮食不下，遂成膈噎之疾。”同《素问·举痛论》中“思则心有所存，神有所归，正气留而不行，故气结矣”。元代朱丹溪《局方发挥》提出：“内不伤于七情，外不感于六淫，其为气也，何病之有！今曰冷气、滞气、逆气、上气，皆是肺受火邪，气得炎上之化，有升无降，熏蒸清道，甚而至于上焦不纳，中焦不化，下焦不渗，展转传变，为呕为吐，为膈为噎，为痰为饮，为翻胃，为吞酸。”以上说明人体之气升降失司，导致三焦运化失常，是噎膈的主要病因，强调气机失常对食管癌发病的影响。食管癌病变气机失常主要表现为气结，《灵枢·上膈》云：“气为上膈者，食饮入而还出。”即说明气机不畅，阻隔于上，是发生噎膈的病理机制。忧思郁怒是导致气机失常的重要因素，历代医家对此观点多有论述，如《诸病源候论》说：“忧恚则气结，气结则不宣流，使噎。”

气结生痰是噎膈的主要病理变化。清代医家林珮琴《类证治裁·噎膈反胃论治》提出：“其由忧思伤脾，气郁生涎，饮可下，食难入。”气机郁滞，导致脏腑功能失调，津液代谢失常，而成噎膈。《素问·六元正纪大论》曰：“木郁之发，太虚埃昏，云物以扰，大风乃至，屋发折木，木有变。故民病胃脘当心而痛，上支两胁，膈咽不通，食饮不下。”《临证指南医案·噎膈反胃》云：“气滞痰聚日壅，清阳莫展，脘管窄隘，不能食物，噎膈渐至矣。”

另外，气虚也是食管癌的重要病机，如明代李中梓《医宗必读》认为：“大抵气血亏损，复因悲思忧恚……饮食难进，噎塞所由成也。”

（二）血

血液是构成人体的基本物质，血液在人体内不断循环流动才能发挥其正常的功能，若血液流通不畅，或停留体内就会产生瘀血。因此，明代徐春甫《古今医统大全》描述噎膈时称“凡食下有碍，觉屈曲而下，微作痛，此必有死血”，说明瘀血停滞于食道，妨碍饮食，可致噎膈。后世医家对此观点也多有论述，如清代叶天士《临证指南医案》记载：“噎膈之症，必有瘀血、顽痰、逆气阻膈胃气。”清代张锡纯在《医学衷中参西录》提出：“噎膈不论何因，其贲门积有瘀血者十之七八。”王清任、曹仁伯等医家也有类似论述。《慎斋遗书》卷八云：“血膈，时吐时止，胸前作痛，且连背心，血积胸中。气行则血行，宜用气药，枳壳、沉香、芎、归行气导血。”以上说明气血运行不畅、郁结凝滞也可导致食管癌的发生，消瘀降气，噎膈方能通利。而《局方发挥》提出："血液俱耗，胃脘干槁。"清代罗东逸《内经博议·缪仲淳阴阳脏腑虚实论治》说："噎膈属气血两虚，由于血液衰少而作，痰气壅遏所成，宜降。清热润燥。甘温甘平以益血。略佐辛香以顺气。"以上说明精血亏虚，会导致食管失于濡养而干涩，食而难下。由此可见，血虚与血瘀都会影响食管癌的发生与发展。

（三）津液

津液是人体内正常的水液，具有滋润人体、调平阴阳、化生血液等重要功能。年老、久病、饮食不当等多种原因所致的津液耗伤会导致食管干涩，发展为噎膈。如《金匮翼·膈噎反胃统论》曰："噎膈之病，大都年逾五十者，是津液枯槁者居多。"清代程国彭认为："噎膈，燥症也，宜润。"《素问·阴阳别论》曰："三阳结谓之隔。"明代李中梓在《医宗必读》认为："三阳者，即大肠、小肠、膀胱也，结者，结热也。小肠结热则血脉燥，大肠结热则后不固，膀胱结热则津液涸。三阳俱结，前后秘涩，下既不通，必反上行，此所以噎食不下。"清代吴谦《医宗金鉴》又说："三阳热结，伤津液干枯，贲幽不通，贲门不纳为噎膈，贲门干枯则纳入水谷之道路狭隘，饮食不能下为噎塞也。"以上说明阳盛有余，耗伤津液，则食管干燥，食道狭隘，食而难入。如果津液停留于体内，多生湿化痰，痰湿阻于食道，也可导致噎膈的发生。因此，清代尤在泾认为噎膈"若壮年气盛，非血即痰"。

气血津液是构成人体的重要物质，三者关系密切，互为影响，与食管癌的发病密切相关，如《类证治裁·噎膈反胃》记载："噎者咽下梗塞，水饮可行，食物难入，由痰气阻于上也。膈者胃脘窄隘，食下拒痛，由血液之槁于中也。"且气血津液在食管癌发生发展中多相互交结为病，其中多先以气滞为主，后致痰阻，进一步导致瘀血，因此，三者密不可分。《证治要诀·卷三》云："诸痞塞及噎膈，乃是痰为气激而上，气又为痰所膈而滞，痰与气搏，不能流通。"《杂症会心录·膈证》："第贲门之槁，顽痰之聚，瘀血之阻，皆由忧思过度则气结，气结则施化不行。"即是对三者关系的论述。

气血津液是维持人体的重要物质，具有营养作用。气血津液亏虚，也可导致食管癌的发生，影响食管癌的发展和预后。《顾松园医镜》曰："气耗者难于下水，津伤者难于下食。津伤则噎，气耗则嗝，治者慎之。"以上论述了气津虚少在食管癌病机中的重要性。但是，历代医家更注重津血干枯在其中的作用，如朱丹溪、虞抟、叶桂、程国彭等多认为“凡噎膈症，不出胃脘干槁四字”（《医学心悟·噎膈》）。

（四）阴阳

阴阳失调是疾病发生的基本病机，《素问·阴阳应象大论》云：“水火者，阴阳之征兆也。”对阴阳病机，可从疾病的寒热进行考察。宋代以前医家多从寒和阴盛来认识噎膈，如《诸病源候论》说：“此由阴阳不和，脏气不理，寒气填于胸膈，故气噎塞不通，而谓之气噎。”《备急千金要方》云：“此皆忧恚嗔怒，寒气上入胸胁所致。”金元时期医家多从热和阴虚阳盛认识噎膈，如刘河间治疗膈气噎食用大承气汤、小承气汤和调胃承气汤三个承气汤，张子和认为三阳之结全部属热，朱丹溪则认为“夫气之为病或饮食不谨，内伤七情或食味过厚，偏助阳气积成膈热”，其在《局方发挥》亦云：“夫噎病生于血干。夫血，阴气也，阴主静，内外两静，则脏腑之火不起，而金水二气有养，阴血自生，肠胃津润，传化合宜，何噎之有?”李东垣《医学发明·膈咽不通并四时用药法》曰：“塞者，五脏之所生，阴也，血也；噎者，六腑之所生，阳也，气也，二者皆由阴中伏阳而作也。”他提出了“阴中伏阳”的理论。对于食管癌辨证为属阴病或阳病，历代医家多有争论。明代张介宾对噎膈病机进行了详细辨析，认为噎膈既可有阴虚有热，也可有阳虚阴盛。

对于食管癌病机的认识有值得探讨之处：虽然学者在本病虚、实两方面认识有细微差别，结合中医学对恶性肿瘤的认识提出了癌毒概念，指出癌毒在食管癌发生和转移中的重要性，但多数学者一直延续噎膈病机是气郁、痰阻、血瘀为实，津血亏虚、脾肾阳虚为虚的观点。对于食管癌不同阶段的病机演变规律及手术、放化疗或介入疗法对病机的影响论述较少。在病位方面，虽然直接病位在食管，涉及脾、胃、肝、肾多个脏腑，但所涉及脏腑与食管癌的发生、发展关系仍需要深入探讨。

郑玉玲教授团队研究认为，该病早期直接病位在食管，间接病位在肝胃，为肝胃不和、痰气郁结型，邪实为主；中期直接病位在食管，间接病位在肝脾，为肝脾失调、痰瘀互结型，邪实正虚；晚期直接病位在食管，间接病位在肝脾胃肾，此时可有两型：一为肝肾阴虚、顽痰痼血型，一为脾肾两虚、顽痰痼血型，正衰邪盛。其病机演变为：开始为外邪直中，食管反复损伤，随着年龄的增加，机体调节能力降低，加之因病致情志抑郁，肝气疏泄条达功能失常，肝气犯胃，胃失和降，浊气上逆加重食管局部的病变，进食梗噎症状加重，同时出现肝胃不和的症状。如果此时失治、误治致肝郁日久不解，木克脾土，进展为肝、脾、胃三脏功能失调。肝郁则气滞血瘀；脾失运化，痰湿内蕴，痰瘀互结，不仅使局部梗噎加重，同时出现肝脾胃三脏失调及气血不足的症状。肝体阴而用阳，为藏血之脏，气滞血瘀日久不解，则肝本体受损，肝阴血不足，子盗母气，损及肾阴精。肾经起于足，上行于咽喉（食管的上门），肾阴精不足，咽和食管失于濡润，则谷道艰涩难行；脾虚日久必损及肾阳，脾肾阳衰，寒水不化，痰涎上泛，则胃气上逆更甚，患者出现重度梗噎，泛吐痰涎，极度消瘦，正气大衰，极难救治。

三、对食管癌治疗和预后的认识

基于对食管癌病机的认识不同，历代医家对食管癌的治疗原则及用药也不尽相同。在宋代以前多主张以行气开郁、温补脾胃，如《备急千金要方》中的五膈丸就是其代表方剂。我们对古代治疗噎膈的方药进行分析发现，古代治疗噎膈多用行气温补药物如木香、半夏、人参、肉桂等，而清热滋阴药只占总用药频度的2.7%。元代以后多用清热滋阴药物，朱丹溪主张以润养为主；张介宾主张“调养心脾，以舒结气”；叶天士主张“填精益气，以滋枯燥”；吴瑭主张“食膈宜下，痰膈宜导，血膈宜通络，气膈宜宣肝”；至清代姜天叙在其《风劳臌膈四大证治·噎膈反胃》一书中明确指出：“至痰凝气结，血瘀津枯，皆能致噎，其治法又当察证凭脉”，认为应当辨证治疗。清代名医程钟龄从痰气郁结论治噎膈，创制了治疗噎膈的名方启膈散，目前在临床上广泛用于食管癌治疗，具有较好疗效。除了药物治疗外，程钟龄在《医学心悟》中还主张治疗噎膈应加以心理疏导，“药逍遥而人不逍遥，亦无益也”。

在治疗方面，多以审证求机、辨证治疗、病证结合为主，又各具特色。如刘俊保认为治疗该病应以注重培补元气、健脾疏肝。齐元富在治疗食管癌时注重辨证论治，但又不拘泥于现有的几种证型，认为本病复杂多变，应根据临床实际情况灵活施治。沈舒文认为在治疗食管癌时应注重降胃，但降胃应以润为降，并且在临床上运用润降对食管癌进行治疗也能取得很好的疗效。徐荷芬则主张治疗时应局部与整体辨证相结合，力求早治防变。林丽珠认为治疗时应病证结合，分清标本虚实，用药时还要注意配伍抗肿瘤功效的中草药。黎月恒主张应分段进行食管癌的治疗，在术前阶段当以攻邪为主，方用四物消瘰汤加减；术后阶段当以扶正为要，方用八珍汤加减；对于术后合并并发症的应以化瘀解毒为主，方用六君子汤合半夏厚朴汤加减；放疗阶段应以益气健脾、清热养阴为主，方用六君子汤合沙参麦冬汤加减；化疗阶段应健脾益肾、和胃降逆为主，方用自拟脾肾方加减（黄芪、白参、茯苓、白术、枸杞子、女贞子、山药等）。此外，周仲瑛依据癌毒理论自拟消癌解毒方（姜半夏、生半夏、蜂蜜、白花蛇舌草、半枝莲、漏芦、僵蚕、蜈蚣、八月札、太子参、麦冬、炙甘草）联合三维适形放疗治疗食管癌 30 例，显示该方可减缓放疗引起的毒副作用，降低血清中肿瘤标志物，增强治疗效果。

郑玉玲团队研究认为不但要辨证论治、病证结合，还要分期辨证，整体和局部治疗相结合。局部治疗以祛腐生肌，解毒散结为主；全身治疗根据病位、病性、病期辨证治疗：早期以祛邪为主，中期祛邪扶正兼顾，晚期则以顾护正气为主，兼以祛邪。局部治疗多以蓝天丸含化，该药由麝香、硇砂、制马钱子、血竭、皂角刺等 8 味中药组成，具有很好的化痰祛瘀、散结止痛效果，初步研究发现能够很好改善吞咽困难，提高生活质量。

食管癌属于“风、劳、臌、膈”四大难治之症，预后较差。总结李中梓、程杏轩、赵濂等对噎膈不治之症的论述，其表现有：粪如羊屎、口吐白沫、胸腹嘈痛如刀割、枯瘦津衰、格拒饮食不纳、滴水不进、吐血等。这些证候多是由于痰瘀阻滞日久，正气极虚所致。从古代文献可以看出，中医对食管癌已有较全面的认识，无论是对病因病机还是治疗预后，都有较深刻的阐述，这对于目前食管癌的治疗和研究具有重要参考价值。但在对食管癌病机认识方面，应当结合临床和现代研究做进一步探讨，以阐明食管癌发生机理，提高中医治疗食管癌的疗效。有必要结合文献整理、数据挖掘、流行病学及现代临床试验设计方法等深入研究，为中医药治疗食管癌推广应用提供依据。

第三节　食管癌中医基础理论研究进展

一、目前国内学者对食管癌病因、病位、病机、证候的认识

现代医家继承中医典籍中的相关理论及学说，结合临床实践和西医学理论，对本病有了更深入的认识。在病因方面，林丽珠认为食管癌发病原因主要为情志、酒食、肾虚。周仲瑛引入了“毒”的理念，认为“癌毒”是食管癌的根本致病因素，“癌毒”又分为“结毒”和“流毒”：“结毒”是痰、瘀等病理产物互相胶结，形成

原发灶；“流毒”是“癌毒”随机体的经络气血向全身其他各处转移，是形成转移灶的重要原因，由此解释了原发恶性肿瘤形成和转移的病因病机。在病机方面多认为该病为本虚标实，如刘俊保认为食管癌病机为本虚标实，本虚贯穿疾病全程。徐荷芬则认为食管癌的津气亏损为其根本病机，痰凝、瘀血等是其外在条件。在病位上刘华为则认为本病虽位于食管，其功能上应当归属于脾胃。

虽然在食管癌病因方面，中医学已有较为全面的认识，但是并未能厘清不同病因在食管癌发病中的轻重角色，因此也未能分清病因主次。有必要结合西医学概念如致癌因素、促癌因素等，借助流行病学方法，明确各种病因导致食管癌的危险度。在病机方面，虽然涵盖有“热结、气郁、痰凝、血瘀、癌毒、正虚”等，但是对食管癌早中晚期病机演变论述较少。

在证候方面，食管癌的病变关系分为虚性、实性、虚实夹杂性：虚性，包括阳虚和气虚互存；实性，包括痰瘀互结、毒火热互结、湿食互结；虚实夹杂性，包括津亏血燥互结，气滞和血虚并存。根据文献研究发现，食管癌证型主要有痰气交阻、气虚阳微、痰瘀互结、气滞血瘀及脾虚气滞型。值得注意的是，化放疗和手术都对食管癌证候有一定影响，如研究者对比了化疗前后的食管癌证型变化，发现化疗前证型出现的多少顺序为痰气阻膈、瘀血阻膈、阴虚热结、脾胃虚弱、气虚阳微，化疗后为脾胃虚弱、瘀血阻膈、痰气阻膈、气虚阳微、阴虚热结。王瑞研究发现，性别与证候有关，并影响化疗后反应，虽然化疗前男性以血瘀痰滞为最，女性以痰气交阻及血瘀痰滞较多，但化疗后均以阴虚内热为多。手术及食管支架对患者的证型演变影响也较大，研究发现，原发性食管癌患者多见肝胃不和证、痰气交阻证、气阴两虚证、脾气亏虚证四种证型，手术及食管支架进行治疗后的患者多见脾气亏虚证型，未经手术及食管支架手段治疗的则常见痰气交阻证型。

由此可见，在证候研究方面，学者主要参考文献和个人临床观察总结了食管癌常见的证候，但是不同时期食管癌证候及其演变规律仍需要深入研究，也有必要结合流行病学调查分析证素、归纳证候，综合分析证候演变，规范食管癌证候诊断标准。同时，由于目前食管癌证候多基于气血津液辨证，有必要把气血津液辨证和脏腑辨证相结合，可以更好地说明所涉及的病位、指导临床用药，适合临床应用。

在治疗原则和思路方面，各个医家对食管癌治疗多强调辨证论治、病证结合，既重视扶正，顾及脾胃，又重视攻邪，应用活血、化痰、解毒之剂，都取得一定疗效，各具特色，丰富了中医治疗食管癌的经验。

二、郑玉玲团队对食管癌病因、病位、病机、证候的认识假说和验证

（一）关于食管癌病因假说

历代古今文献均把引发食管癌的病因归纳为情志因素、饮食因素、年龄因素三个方面，但其中何为主要病因，何为次要病因或促发原因，始终不清晰。这个问题不解决，直接影响对食管癌的预防和诊治。

郑玉玲团队经过系统研究文献，并结合临床观察，提出引发食管癌的主要病因是长期喜食烫食，烟酒刺激，口腔不洁及进食不洁之物，以上因素使邪毒直中，作用于食管，造成食管局部经脉受损。如果以上刺激经年累月，会致经络不通，津停痰聚，气血阻滞，食管发生病变，以上过程多是几年或几十年。随着年龄的增长，尤其50岁以后，人的精气渐衰，脏腑功能下降，整体调节能力变差，身体大环境的变化使原有食管局部的环境恶化，食管病灶从量变到质变发生恶化，促发了食管癌。所以单纯年老体衰，没有食管局部问题是不会发生食管癌的，年龄因素应属促发因素。情志因素在食管癌发病中也属促发因素，情志长期压抑，脏腑失调，尤其是肝脾不和，痰瘀互结，加上食管有局部损害，极易发生食管癌。如果单纯仅有情志因素，没有食管的局部损伤，也不易患食管癌。概括而言，火热因素或口腔不洁，反复多年对食管局部造成损害等饮食因素是食管癌的主要病因，而年龄及情志因素是促发因素。

（二）关于食管癌直接病位和间接病位的假说

通过古今文献研究结合大量的临床实践，郑玉玲团队提出食管癌早、中、晚期的直接病位均在食管，随着病情的发展其脏腑功能出现失调，气机逆乱，气滞津停，痰瘀互结，甚则顽痰瘤血。脏腑的失调或虚弱及所产生的病理产物又会作用于食管，使病情逐渐加重。局部病变影响整体，整体变化加重局部。脏腑的变化即是食管癌的间接病位，郑玉玲团队根据长期的临床观察和治疗体会，提出食管癌早期间接病位在肝胃，中期间接病位在肝脾胃，晚期间接病位在肝脾胃肾。临床上既要关注食管癌直接病位的治疗，又要重视间接病位的调治，否则会影响治疗效果。

（三）关于食管癌早、中、晚期的病机演变假说

通过古今文献研究结合大量的临床实践，从中医脏腑生克制化的辨证理论，系

统阐明了食管癌早、中、晚期肝、胃、脾、肾四者的病机演变的关系。具体演变过程为：火热之邪或口腔不洁，外邪直中，损伤食管，经年累月，反复刺激，随着年龄的增加，机体调节能力下降，加之因食管局部不适使患者精神情绪紧张压抑，致肝失疏泄条达，肝气犯胃，胃失和降，浊气上逆，加重食管局部的病变，出现进食梗噎症状加重，同时出现肝胃不和的症状，此时偏早期，属于肝胃不和，痰气凝结型；如果此阶段失治误治致肝郁日久不解，木克脾土，进展为肝脾胃三脏功能失调，肝郁气滞血瘀，脾失运化则痰湿内生，痰瘀互结，致使食管原有病变加重，出现梗噎难下、吐痰涎，临床出现肝脾胃三脏失调的症状，如胸胁疼痛，不欲饮食，身体消瘦，大便不调等，此时为中期，属于肝脾不和，痰瘀互结型；病情进一步发展，则由实转虚，虚实夹杂，肝病日久，子盗母气，损及一身之根本——肾脏；脾虚日久也会波及肾脏。此时出现两个证型：肝肾阴虚，顽痰痼血型；脾肾阳虚，顽痰痼血型，均属晚期。临床上除出现重度梗噎症状，肝肾阴虚，顽痰痼血型还见口干咽燥，机体极度消瘦，大便干结，舌质红，无苔，脉细数；脾肾阳虚，顽痰痼血型可见吐大量痰涎，面浮㿠白，四肢厥冷，大便不调，舌质淡白，水滑舌，脉微细等症状。不论是肝肾阴虚，顽痰痼血型，还是脾肾阳虚，顽痰痼血型均属晚期，此时正气大衰，极难救治，预后很差。

（四）关于食管癌中医证候分型（未用西医干预手段）的假说

对于年龄大、体质差，或有其他慢性疾病，不适合手术、放疗、化疗等治疗手段的食管癌患者或单纯食管癌支架术后，需用中医药治疗的患者，以缓解症状、提高生存质量、延长生存期为目的。研究明确食管癌早中晚期的主证、兼证及病证结合的问题，主证定病，兼证定型，解决目前食管癌中医分型不规范的问题。根据食管癌临床表现，分为以下四个证型，具体是：

肝胃不和，痰气交阻型。主证：吞咽不顺，有轻度梗噎感，胸骨后不适，嗳气频频，舌质淡红，苔薄，脉沉；兼证：胸骨后时有疼痛，精神抑郁时加重，情志舒畅时减轻，有时呕吐痰涎，口干不欲饮。诊断要点：①进食吞咽不顺；②有梗噎感；③胸骨后不适或疼痛；嗳气后稍感舒服；④嗳气频频；⑤吞咽不顺或胸骨后不适与情绪有关；⑥有时吐黏液，口干不欲饮；⑦舌质淡红，苔薄白或厚腻，脉沉或弦。具备①②③中的两项，加④⑤⑥⑦中的两项即可诊断为本型。这一型的直接病位在食管，间接病位在肝、胃；病机为肝胃不和，痰气交阻于食管；病性以邪实为主；

病期为早期。

肝脾失调，痰瘀互结型。主证：吞咽困难，有中度梗噎感，胸骨后疼痛，舌质暗，苔腻，脉沉滑或涩；兼证：面色萎黄不泽，形体消瘦，大便不调。诊断要点：①进食吞咽明显不顺；②嗳气不通畅；③经常有梗噎感或胸骨后疼痛感；④面色萎黄；⑤形体消瘦；⑥纳呆腹胀，大便不调；⑦舌质淡白，苔薄白或厚腻，脉沉。具备①②③中的两项，④⑤⑥⑦中的两项即可诊断为本型。这一型的直接病位在食管，间接病位在肝、脾、胃；病机为肝脾失调，痰瘀互结；病性以邪实正虚；病期为中期。

肝肾阴虚，顽痰瘤血型。主证：吞咽困难，重度梗噎感，口干渴，饮水不解渴；舌质暗红，无苔，舌面上有裂纹，脉沉细数；兼证：面色晦暗，肌肤枯燥，大便燥结。诊断要点：①进食困难；②有明显的梗噎感；③泛吐大量清涎泡沫痰；④面色㿠白，身体消瘦；⑤形寒怕冷，口淡不渴或渴不欲饮；⑥面部或下肢水肿；⑦纳呆腹胀，大便不调；⑧舌质淡白，或呈水滑舌，苔白腻，脉沉细无力。具备①②③中的两项，④⑤⑥⑦⑧中的两项即可以诊断为本型。这一型的直接病位在食管，间接病位在肝、脾、胃、肾；病机为肝脾胃肾虚衰，尤其是肝肾阴虚，顽痰瘤血结聚于食管；病性以正衰邪盛；病期为晚期。

脾肾阳虚，顽痰瘤血型。主证：吞咽困难，重度梗噎，泛吐大量痰涎泡沫，舌淡白，舌体胖大，或呈水滑舌，脉沉迟或细微；兼证：面色㿠白或虚浮，身体水肿，四肢不温或厥冷，食欲极差。诊断要点：①进食困难；②有明显的梗噎感；③黏痰难吐；④口干口渴喜饮；⑤面色晦暗，肌肤干燥；⑥自觉低热或手脚心热；⑦纳呆腹胀，大便干；⑧舌体瘦小质红，无苔，脉沉细数。具备①②③中的两项，④⑤⑥⑦⑧中的两项即可诊断为本型。这一型的直接病位在食管，间接病位在肝、脾、胃、肾；病机为肝脾胃肾虚衰，尤其是脾肾阳虚，顽痰瘤血结聚于食管；病性以正衰邪盛；病期为晚期。

（五）关于食管癌采用西医干预手段辨证分型的假说

1. 食管癌手术后证候变化

中医学认为食管癌手术切除的同时，直接损伤食管，间接损伤脾胃，造成中焦升降失序，气血亏虚等。常见有脾胃虚弱，胃气上逆型（食管切除后，胃向上牵拉，形成胸腔胃）；脾胃虚弱，气血亏虚型（手术切除部分食管后，胃受纳腐熟水谷的功能下降所致）。

2. 食管癌放疗后证候变化

中医学认为放疗属“火热”之邪，为大毒，既能治病，也能致病。食管癌放疗，热毒直中，在治疗恶性肿瘤的同时，也会直接损伤食管，间接损伤肺胃之阴，伤津耗血。常见热毒蕴结，胃气失和型（急性放射性食管炎）；肺胃阴伤，气血虚弱型（慢性放射性食管炎）。

3. 食管癌化疗后证候变化

中医学认为化疗属“药毒”，化疗药物直接进入血液或口服后，在治疗恶性肿瘤的同时，直接损伤五脏六腑，导致脏腑失调，气机逆乱，正气损伤。因化疗药物的品种不同，患者的体质有别，临床出现诸多变证。常见有肝脾不和，胃气上逆型；脾肾阳虚，胃失和降型；脾胃虚弱，气血亏虚型；肝肾阴虚，虚热扰心型。

4. 食管癌下支架后证候变化

中医学认为食管癌因噎塞不通，食物难下应急则治其标，及时植入食管支架。支架植入后可瞬间解决噎塞不下的问题，但只是治标，引起食管癌的病因病机未能纠正，支架植入后应缓则治其本，应继续辨证治疗，由于食管支架植入后，进食不顺，噎塞难下的症状消失，但病理产物并未去除，故食管癌下支架后证候可参见管癌中医证候分型（未用西医干预手段）部分。值得注意的是，食管癌支架术是针对食管癌中晚期患者，尤其是晚期患者，所以支架术后中医分型多为以下几种：肝脾失调，痰瘀互结型；肝肾阴虚，顽痰痼血型；脾肾阳虚，顽痰痼血型。

（六）治疗原则与方法

1. 局部和整体治疗相结合的治疗策略

在治疗上郑玉玲教授主张重视整体调治和局部治疗相结合。在食管癌早期，中期和晚期均重视局部用药，局部用药多选具有祛腐生肌、解毒散结功效的药物，以含化为主。整体治疗则根据病期不同，脏腑功能失调或衰弱的程度不同而遣方用药。早期多以疏肝理气，和胃降逆为治则；中期多以疏肝健脾，化痰活瘀为治则；晚期则根据患者出现的证候，属于脾肾阳虚，顽痰痼血证型的多用温补脾肾，消痰逐瘀的治则；辨证属于肝肾阴虚，顽痰痼血证型的食管癌则以滋补肝肾，消痰逐瘀的治则为主。

2. 祛邪固本，精准用药的治疗原则

郑玉玲教授认为引发食管癌的主要原因是外邪直中，烫食、烟、酒等火热因素的影响及口腔不洁、进食不洁有毒之物使邪毒直中，加之高龄之人元气衰败，脏腑阴阳气血亏损，机体抵抗力逐渐下降，整体调节能力变差，最终发生食管癌。故治疗时不可一味扶正或祛邪，当二者兼顾，应根据病位、病性、病期辨证结合，以扶正固本为主，辅以理气、化痰、祛瘀等治法。用药时多以陈皮、半夏、茯苓、白术、甘草等健脾益气、祛湿化痰之品，合以威灵仙、冬凌草等解毒散结之药，莪术、郁金等行气破血之药，麦冬、人参等益气养阴之药，当归、熟地黄、川芎等补益气血之药。诸药合用，扶助正气，提高机体抗癌的能力，体现了郑玉玲教授祛邪固本的学术思想。

郑玉玲教授结合自己多年临床经验，紧扣食管癌病因病机，创制管食通含化丸、豆根管食通、地黄管食通、附桂管食通系列治疗食管癌的方药。豆根管食通、地黄管食通作为院内制剂临床应用近 20 年，取得良好疗效。其中，豆根管食通适用于痰气交阻、瘀血内结或痰瘀互结等证型的食管癌患者；地黄管食通有滋补肝肾、消痰逐瘀之功，适用于肝肾阴虚，顽痰痼血型食管癌，该方用于预防放疗后复发也获得良好效果；附桂管食通主要用于脾肾阳虚，顽痰痼血型食管癌；管食通含化丸在食管癌早期、中期、晚期均可应用，以理气消痰，解毒散结为主。

（七）基于专家问卷调查的食管癌中医病名和病位合理性研究

食管癌相关中医病名较多，学界也多不统一，不便于学术交流、临床诊治及科学研究，有必要统一认识。同时，食管癌病位，从《黄帝内经》始，医家多认为在胃脘。郑玉玲教授在研读古籍、现代文献基础上，把食管癌局部病变和中医整体观相结合，首次提出了直接病位及间接病位的概念，认为食管癌早、中、晚期直接病位均在食管，但疾病不同阶段，间接病位有所变化：即食管癌初期，间接病位在肝胃；中期在肝脾胃；晚期在肝脾胃肾。

为了验证这一假说，本研究采用国际通行的德尔菲法，由众多肿瘤临床一线专家，对食管癌的常见中医病名进行评分，为中医食管癌的中医命名提供参考意见；同时，对郑玉玲教授提出的食管癌直接病位和间接病位进行专家问卷调查，为明确食管癌病位，探讨病机提供基础。

1. 材料与方法

（1）设计调查问卷

根据古、现代文献，参考《食管癌中医诊疗指南》《噎膈的诊断依据、证候分类、疗效评定——中华人民共和国中医药行业标准〈中医内科病证诊断疗效标准〉(ZY/T001.1—94)》《中医内科学》《临床中医肿瘤学》等制定了专家问卷表。

(2) 遴选调查专家

选择来自全国东、南、中、西、北15个省市自治区的62位中医和中西医结合防治肿瘤临床专家，在临床一线工作均超过8年，均为副主任医师及以上职称。

(3) 调查内容

调查问卷的主要内容包括专家的个人情况，食管癌的常见中医病名以及早中晚期食管癌的病位。分为未见过(0)、少见(1)、常见(2)、最常见(3)四个评分等级，假如专家认为还有其他中医病名或病位，可列举在备注栏中。第二轮专家咨询表以第一轮的统计分析结果及整合部分专家意见形式。两轮问卷表均在每部分内容后请专家用文字列出具体补充或修改意见。

(4) 统计学方法

根据德菲尔法进行统计分析，采用SPSS 21.0统计软件包进行数据分析，计量资料以均数±标准差($\bar{X} \pm s$)表示，统计各组数据的均数($\bar{X}$)，等级和(S)，不重要百分比(R)，变异系数(CV)，判断专家意见的集中程度和协调程度。均数指参评专家对某项指标、条目赋分的算术平均值；等级和指参评专家对某项指标、条目赋分的总和；均数、等级和的分值越大，则专家意见越集中，地位越重要；若等级和低于50%，可以作为剔除依据。不重要百分比又称0分比、0分率，它是指对某项指标赋分为0的专家人数占该项指标参评专家人数的比例，值越大提示该指标在相应部分中的不必要性越大，说明指标可以删除。变异系数(CV)=标准差/算术平均数，标准差是指专家们对该条目重要程度评分的标准差。变异系数体现专家意见的协调程度，变异系数越小，协调程度越高，大于40%可以作为指标删除依据。

2. 结果

(1) 调查范围分布

本次共有62位临床一线专家参与调查，分布于全国东、南、中、西、北，包括北京、山西、河北、河南、湖南、湖北、江西、江苏、安徽、上海、广东、宁夏、甘肃、四川、重庆在内的15个省、直辖市、自治区，地域代表性较好。

(2) 专家个人情况

62位专家均为中医和中西医结合防治肿瘤的临床一线医师，男46名

（75.19%），女16名（25.81%）；年龄37~71岁，平均年龄50.8岁；从事临床一线10年以内1名，10到19年13名，20到29年19名，30到39年27名，40年以上2名，平均工作年龄27.4年；教授14名（22.58%），主任医师31名（50%），研究员1人（1.61%），副主任医师13名（20.97%），副教授3名（4.84%）；博士研究生导师17名（27.42%），硕士研究生导师46名（72.58%）；任职专业学会9名（15%），一级学会16名（25.81%），二级学会35名（59.68%）。

（3）专家积极系数

此次调查共发出专家咨询问卷62份，回收有效问卷62份，回收率100%，即专家积极系数为100%。说明专家对本次调查的关心程度较高，合作程度较好。

（4）食管癌常见中医病名调查数据统计

第一轮根据古、今文献以及《食管癌中医诊疗指南》《噎膈的诊断依据、证候分类、疗效评定——中华人民共和国中医药行业标准〈中医内科病证诊断疗效标准〉（ZY/T001.1—94)》《中医内科学》《临床中医肿瘤学》等教材确定了7个食管癌中医病名，包括噎膈、膈噎、膈气、噎证、塞噎、噎食、膈证，其中噎膈、噎证、噎食、膈证的等级和大于50%，噎膈不重要百分比为0，噎膈、噎证的变异系数小于0.50；两者对比，噎膈的均值（2.85）最大，变异系数（0.14）最小，说明食管癌的中医病名命名为噎膈的专家意见集中程度和协调程度最高。同时，有专家提出可以食管癌为病名，此为第二轮问卷设计提供了参考。见表1-1。

表1-1　第一轮食管癌常见中医病名评分的均值、等级和、不重要百分比、变异系数（$n=62$）

病名	均值	S	R	CV
噎膈	2.85	171	0.00	0.14
膈噎	1.45	87	21.67	0.69
膈气	1.00	60	35	0.88
噎证	2.07	124	8.33	0.43
塞噎	1.25	75	25	0.73
噎食	1.72	103	18.33	0.63
膈证	1.57	94	23.33	0.68

第二轮保留第一轮问卷7个病名条目外，添加“食管癌”条目。其中等级和小于50%的有膈气和塞噎，噎膈、噎食不重要百分比为0，噎膈、噎证、噎食的变异

系数小于0.40。其中，噎膈的均值（2.85）最大，不重要百分比为0，变异系数（0.15）最小，食管癌的中医病名命名为噎膈的专家意见集中程度和协调程度最高。见表1-2。

表1-2 第二轮食管癌常见中医病名评分的均值、等级和、不重要百分比、变异系数（*n*=62）

病名	均值	*S*	*R*	*CV*
噎膈	2.85	177	0.00	0.15
膈噎	1.69	105	9.68	0.49
膈气	1.24	77	18.46	0.67
噎证	2.08	129	0	0.33
塞噎	1.45	91	10.77	0.55
噎食	1.94	120	0	0.38
膈证	1.67	103	6.45	0.43
食管癌	2.24	139	11.29	0.46

（5）食管癌病位调查数据统计

根据长期的临床经验，郑玉玲教授提出食管癌早期，直接病位在食管，间接病位与肝、胃关系密切；食管癌中期，直接病位在食管，间接病位与肝、脾、胃关系密切；食管癌晚期，直接病位在食管，间接病位与肝、脾、胃、肾关系密切；晚期食管癌的间接病位有时会延伸至骨、肺、脑。早中晚三个阶段食管癌的病位，均值、等级和均大于50%，不重要百分比均为0.00，变异系数小于0.30，说明62位专家对食管癌直接病位、间接病位的认可度较高。见表1-3。

表1-3 第一轮食管癌常见病位专家评分的均值、等级和、不重要百分比、变异系数（*n*=62）

病位	均值	*S*	*R*	*CV*
早期食管癌：直接病位在食管，间接病位与肝、胃关系密切	2.77	166	0.00	0.15
中期食管癌：直接病位在食管，间接病位与肝、脾、胃关系密切	2.70	162	0.00	0.17
晚期食管癌：直接病位在食管，间接病位与肝、脾、胃、肾关系密切	2.72	163	0.00	0.18
晚期食管癌的间接病位有时会延伸至骨、肺、脑	2.62	157	0.00	0.21

第二轮专家问卷结果和第一轮类似，早、中、晚三个阶段食管癌的病位，均值、等级和均大于50%，不重要百分比均为0.00，变异系数小于0.3，由此看出，62位专家对食管癌直接病位和间接病位的认可度较高。见表1－4。

表1－4　第二轮食管癌常见病位专家评分的均值、等级和、不重要百分比、变异系数（$n=62$）

病位	均值	S	R	CV
早期食管癌：直接病位在食管，间接病位与肝、胃关系密切	2.77	172	0.00	0.20
中期食管癌：直接病位在食管，间接病位与肝、脾、胃关系密切	2.77	172	0.00	0.17
晚期食管癌：直接病位在食管，间接病位与肝、脾、胃、肾关系密切	2.87	178	0.00	0.13
晚期食管癌的间接病位有时会延伸至骨、肺、脑	2.75	171	0.00	0.18

3. 讨论

食管癌以吞咽困难、吞咽时梗噎感、胸骨后疼痛为主要症状。与之症状相近的表述，早在《山海经·五藏山经》就有“噎”病的记载。后来在《黄帝内经》《肘后备急方》《诸病源候论》《备急千金方》《外台秘要》《鸡峰普济方》《三因极一病证方论》中皆有相关记载，不过多是噎和膈相分离描述，如《诸病源候论》有五噎、五膈之描述。直到宋代严用和《济生方》才把噎膈并称。到明代秦景明《症因脉治·噎膈论》：“内伤噎膈之证，饮食之间渐觉难下，或下咽稍急，即噎胸前，如此旬月，日甚一日，渐至每食必噎，只食稀粥、不食干粮。”林珮琴《类证治裁》：“临食辍箸，嗌阻沫升”等论述，与食管癌症状非常相近。但由于历史原因，食管癌相关中医病名较多，学界也多不统一，不便于学术交流、临床诊治及科学研究，有必要统一认识。本研究采用德尔菲法进行专家问卷调查，寻找学界普遍认可的食管癌中医相关病名。

德尔菲法是一种反馈匿名函询法，根据专家积极系数、专家意见集中程度、专家意见协调程度统计结果，分析调查的合理性。本轮调查，专家的关心程度和参与程度较高，专家的积极系数为100%。根据问卷中问题均值、等级和、不重要百分比以及变异系数，评价专家意见的集中程度和协调程度。

评价结果表明，在第一轮问卷7个中医病名中，噎膈的均值（2.78）最大，等级和171，大于50%，不重要百分比为0.00，变异系数0.14，小于40%。根据第一轮问卷反馈结果，添加食管癌作为病名条目。第二轮问卷结果显示，虽然“食管癌”条目均值达到2.34，但变异系数为0.46，不重要百分比达到11.29%，相比来说，噎膈均值仍是最大，变异系数最小，不重要百分比为0.00，因此认为食管癌的中医病名应以“噎膈”为首选。

对食管癌病位的认识，有助于探讨病机和病程，指导临床。《灵枢·四时气》曰：“饮食不下，膈塞不通，邪在胃脘。”此条明确指出本病的病位在胃脘部。此观点被后世医家所采用，如程国彭《医学心悟·噎膈》：“凡噎膈症，不出胃脘干槁四字。”郑玉玲教授认为食管癌早中晚期直接病位均在食管，虽属胃系，但病位偏上；根据发病不同阶段，正邪交争，脏腑失调，正气虚衰，证候不断变化，其间接病位也发生了变化：食管癌初期，间接病位在肝胃，中期在肝脾胃，晚期在肝脾胃肾。基于该认识，进行两轮调查问卷调查，结果显示，所提出的食管癌早中晚直接病位和间接病位，均值都大于2.60，等级和都大于50%，变异系数小于0.30，不重要百分比为0.00，专家认可度非常高，非常认可郑玉玲教授对食管癌病位的认识，该认识更符合临床实际，易于指导临床辨证施治。

由上可知，将食管癌的中医名称命名为“噎膈”，专家意见的集中程度较高，虽有人提出可以将食管癌作为中医病名，但可能因为食管癌本身为西医学名词，变异系数较大，说明颇有争议。以噎膈作为食管癌中医病名为最佳选择。同时，郑玉玲教授所提出的食管癌直接病位和间接病位概念，也得到专家的认可。

（八）食管癌中医证素与证候专家咨询研究

目前对食管癌的中医证素与证候各有见解，尚未形成明确的定论，给临床辨证施治造成了不便。为了进一步发挥中医治疗食管癌的优势，本课题组根据郑玉玲教授的临床诊疗思想和经验，结合古今文献，制定调查问卷，通过两轮专家评分的方法，评价食管癌的主要证素、证候、症状，分析食管癌发病的关键病机，以期为食管癌的中医治疗和研究提供参考。

1. 资料和方法

（1）制定调查问卷

课题组根据古、现代文献，结合《食管癌中医诊疗指南》《噎膈的诊断依据、证候分类、疗效评定——中华人民共和国中医药行业标准〈中医内科病证诊断疗效标准〉（ZY/T001. 1—94）》《中医内科学》《临床中医肿瘤学》等制定了专家问卷表。调查内容包括专家的个人情况，食管癌的主要中医证候、中医证素。

（2）遴选咨询专家

选择来自全国东、南、中、西、北 15 个省、市自治区的 62 位中医和中西医结合防治肿瘤临床专家，在临床一线工作年限均超值过 27. 4 年，均为副主任医师及以上职称。

（3）量化指标

调查问卷的主要内容包括专家的个人情况，食管癌的常见中医证候、证素。分为未见过（0）、少见（1）、常见（2）、最常见（3）这四个评分等级，假如专家认为还有其他意见，可列举在备注栏中。

（4）统计学方法

采用 SPSS 21. 0 统计软件包进行数据分析，计量资料以均数 ± 标准差（$\overline{X} \pm s$）表示，统计各组数据的均数（$\overline{X}$），等级和（S），不重要百分比（R），变异系数（CV）。判断专家意见的集中程度和协调程度。均数、等级和的分值越大，则专家意见越集中，地位越重要；若等级和低于 50%，可以作为剔除依据。不重要百分比越大提示该指标在相应部分中的不必要性越大，说明指标可以删除。变异系数体现专家意见的协调程度，变异系数越小，协调程度越高，大于 40% 可以作为指标删除依据。

2. 结果

（1）专家基本情况

本次共有 62 位临床一线专家参与调查，分布于全国东南、中、西、北包括北京、山西、河北、河南、湖南、湖北、江西、江苏、安徽、上海、广东、宁夏、甘肃、四川、重庆在内的 15 个省、市、自治区，地域代表性较好。62 位专家均为中医和中西医结合防治肿瘤的临床一线医师，男 46 名（75. 19%），女 16 名（25. 81%）；年龄 37 ~ 71 岁，平均年龄 50. 8 岁；从事临床一线 10 年以内 1 名，10 到 19 年 13 名，20 到 29 年 19 名，30 到 39 年 27 名，40 年以上 2 名，平均工作年龄 27. 4 年；教授 14 名（22. 58%），主任医师 31 名（50%），研究员 1 人（1. 61%），副主任医师 13 名（20. 97%），副教授 3 名（4. 84%）；博士研究生导师 17 名

(27.42%)，硕士研究生导师46名（72.58%）；任职专业学会9名（15%），一级学会16名（25.81%），二级学会35名（59.68%）。

（2）专家积极系数

此次调查共发出专家咨询问卷62份，回收有效问卷62份，回收率100%，均为有效问卷，即专家积极系数为100%。说明专家对本次调查的积极性高，合作程度好。

（3）食管癌的中医证素调查

根据专家各组评分分析，痰浊、气滞、气虚、阴虚、津液亏虚、血瘀、忧思、血虚、火（热）、阳虚、水湿的均值范围在1.60~2.37，变异系数在0.23~0.40，属于临床常见证素。寒凝、湿热、食积变异系数超过0.40，并且小于50%的等级和，不应作为常见证素。忧思、血虚、火（热）、阳虚变异系数在0.30~0.40，仍需统一认识。除津液亏虚、阳虚、水湿、寒凝、食积外，其他证素不重要百分比都为零，说明这些证素比较重要，意见比较统一。

表1-5 食管癌中医证素重要性评分的均值、等级和、不重要百分比、变异系数（$n=62$）

证素	均值	S	R	CV
痰浊	2.37	142	0.00	0.23
气滞	2.33	140	0.00	0.29
气虚	2.30	138	0.00	0.24
阴虚	2.18	131	0.00	0.26
津液亏虚	2.27	136	1.67	0.29
血瘀	2.15	129	0.00	0.25
忧思	1.98	119	0.00	0.31
血虚	1.85	111	0.00	0.34
火（热）	1.82	109	0.00	0.34
阳虚	1.70	102	1.67	0.39
水湿	1.68	101	3.33	0.37
寒凝	1.60	96	1.67	0.40
湿热	1.57	94	0.00	0.43
食积	1.37	82	8.33	0.49

（4）食管癌中医证候的症状、体征调查

结合文献和临床经验，课题组总结出食管癌的常见中医证型有“肝胃不和，痰气交阻证”“肝脾失调，痰瘀互结证”“肝肾阴虚，顽痰痼血证”“脾肾阳虚，顽痰痼血证”，并提出各证型的症状与体征，通过专家咨询进行验证。

①肝胃不和，痰气交阻证的症状、体征调查

专家对肝胃不和，痰气交阻证的主要症状进行评价，均值范围在1.87～2.87，均>1.50，*S*的范围在112～172，均>90。除苔薄腻、脉弦滑（1.67<50）外，*R*均为0.00，*CV*的范围在0.14～0.40。针对肝胃不和，痰气交阻证的主要症状和体征，专家意见的集中程度和协调程度较高。但其中口干咽燥、大便不调、舌质红，变异系数超过0.30，仍需统一认识。

表1－6　食管癌肝胃不和，痰气交阻证症状、体征重要性评分的均值、等级和、不重要百分比、变异系数（*n*＝62）

症状	均值	*S*	*R*	*CV*
吞咽梗阻	2.87	172	0.00	0.14
胸膈痞满，甚则疼痛	2.67	160	0.00	0.18
随情志发生变化	2.48	149	0.00	0.24
嗳气呃逆	2.55	153	0.00	0.22
呕吐痰涎	2.40	144	0.00	0.26
口干咽燥	1.87	112	0.00	0.40
大便不调	1.95	117	0.00	0.32
舌质红	2.02	121	0.00	0.32
苔薄腻	2.20	132	1.67	0.30
脉弦滑	2.35	141	1.67	0.26

②肝脾失调，痰瘀互结证的症状、体征调查

专家对肝脾失调，痰瘀互结证的主要症状进行评价，均值范围在2.00～2.85，均>1.50，*S*的范围在120～177，均>90。除肌肤枯燥、苔少津（1.67<50）外，*R*均为0.00，*CV*的范围在0.14～0.34。针对肝脾失调，痰瘀互结证的主要症状和体征，专家意见的集中程度和协调程度较高。但肌肤枯燥、苔少津变异系数大于0.30，仍需统一认识。

表1-7　食管癌肝脾失调，瘀瘀互结证症状、体征重要性评分的均值、等级和、不重要百分比、变异系数（$n=62$）

症状	均值	S	R	CV
吞咽困难，食入即吐，有梗噎感	2.85	177	0.00	0.14
胸骨后疼痛	2.40	144	0.00	0.25
面色晦暗	2.45	147	0.00	0.26
肌肤枯燥	2.13	128	1.67	0.33
形体消瘦	2.33	140	0.00	0.25
大便不调	2.07	124	0.00	0.27
舌质暗	2.38	143	0.00	0.23
苔少津	2.07	124	1.67	0.34
脉细无力	2.00	120	0.00	0.29
脉沉涩	2.30	138	0.00	0.24

③肝肾阴虚，顽痰瘤血证的症状、体征调查

专家对肝肾阴虚，顽痰瘤血证的主要症状进行评价，均值范围在2.33～2.85，均>1.50，S的范围在120～177，均>90，R均为0.00，CV的范围在0.13～0.26。针对肝肾阴虚，顽痰瘤血证的主要症状和体征，专家意见的集中程度和协调程度较高。

表1-8　食管癌肝肾阴虚，顽痰瘤血证症状、体征重要性评分的均值、等级和、不重要百分比、变异系数（$n=62$）

症状	均值	S	R	CV
饮食梗阻难下	2.85	171	0.00	0.13
吞咽困难或食入即吐	2.70	162	0.00	0.17
口干渴	2.47	148	0.00	0.25
面色晦暗，肌肤枯燥	2.47	148	0.00	0.22
形体消瘦	2.60	156	0.00	0.19
大便干结	2.37	142	0.00	0.25
舌暗红	2.33	140	0.00	0.26
无苔或少苔	2.42	145	0.00	0.23
脉沉细数	2.42	145	0.00	0.22

④脾肾阳虚，顽痰瘤血证的症状、体征调查

专家对脾肾阳虚，顽痰瘤血证的主要症状进行评价，均值范围在1.93～2.78，均>1.50，S的范围在116～167，均>90，R均为0.00，CV的范围在0.15～0.35。针对脾肾阳虚，顽痰瘤血证的主要症状和体征，专家意见的集中程度和协调程度较高。但少苔变异系数大于0.30，仍需统一认识。

表1-9　食管癌脾肾阳虚，顽痰瘤血证症状、体征重要性评分的均值、等级和、不重要百分比、变异系数（n=62）

症状	均值	S	R	CV
进食不下	2.77	166	0.00	0.15
有重度梗噎感	2.78	167	0.00	0.15
泛吐水或涎或稀痰或泡沫	2.57	154	0.00	0.19
面色苍白或乏力少气	2.57	154	0.00	0.19
形寒怕冷	2.62	157	0.00	0.21
面部或双下肢水肿	2.20	132	0.00	0.28
大便不调	2.17	130	0.00	0.26
舌质淡胖	2.45	147	0.00	0.24
少苔	1.93	116	0.00	0.35
脉沉细	2.30	138	0.00	0.26
脉细弱	2.18	131	0.00	0.30

3. 讨论

中医药用于治疗或辅助治疗食管癌，疗效确切，但中医学者对食管癌的中医病机、证候分型各有见解，尚未形成明确的定论，给临床辨证治疗造成了不便。为了发挥中医药治疗食管癌的优势，提高临床疗效，需要明确食管癌的病机与证候，建立系统化、规范化的辨证论治体系。郑玉玲教授课题组根据长期临床经验，结合古今文献，对食管癌的病位、证素、证型以及基本的症状和体征进行了系统化的归纳总结，并采用德尔菲法调查分析。德尔菲法是常用的预测调查方法，具有独立性、可靠性、真实性。

本次研究遴选了62位来自东、南、中、西、北15个省、市、自治区的62位临床一线肿瘤防治专家，为副高及以上职称，提示专家可靠程度较高。共发出调查问卷62份，收回问卷62份，皆为有效问卷，说明专家的积极系数为100%，对本次调查的参与度和积极程度较高。

课题组根据食管癌的常见症状和体征，总结出 14 个食管癌中医证素，包括痰浊、气滞、气虚、阴虚、津液亏虚、血瘀、忧思、血虚、火热、阳虚、水湿、寒凝、湿热、食积。研究结果显示，痰浊、气滞、气虚、阴虚、津液亏虚、血瘀、的均值范围在 2.21 ~2.37，变异系数 <0.30，除津液亏虚不重要百分数为 1.67% 外，其他皆为 0.00，说明这些为公认的食管癌证素。另外，食积的均值 <1.50，寒凝、湿热、食积的变异系数 >0.40，说明寒凝、湿热和食积不属于食管癌临床常见证素。寒凝、湿热、食积为病因性质证素，由此推断，在食管癌发生过程中，这些因素影响较小；相对来说，同属病因证素的忧思、火热，较为专家认可。而痰浊、气滞、气虚、阴虚、津液亏虚、血瘀、血虚等病机因素，专家认可度高，说明专家认为这些因素参与了食管癌发生、发展病理机制。

为了进一步研究食管癌病机，课题组结合食管癌的临床常见症状及证素，总结出食管癌的常见中医证型有肝胃不和、痰气交阻证，肝脾失调、痰瘀互结证，肝肾阴虚、顽痰痼血证，脾肾阳虚、顽痰痼血证。从统计结果看，除少数证候中的症状需要统一认识外（如肝胃不和、痰气交阻证中的口干咽燥、大便不调、舌质红症状），专家对大部分证型的症状、体征的认可度较高，意见较一致。说明可以将以上四个证型及其症状、体征作为临床诊断和治疗的参考。

由上结果可以推知，食管癌病因主要有忧思、虚弱、火（热），病理变化涉及痰浊、气滞、气虚、阴虚、津液亏虚、血瘀和阳虚。随疾病不同阶段而变化，早期以邪实为主，病机为肝胃不和，痰气交阻于食管；中期以邪实正虚为主，病机为肝、脾、胃失调，痰瘀互结于食管；晚期以正衰邪盛为主，病机为肝脾胃肾虚衰。晚期最常出现两种情况，即脾肾阳虚，顽痰痼血或肝肾阴虚，顽痰痼血聚于食管。

总之，本研究对食管癌的证素及常见证候及相关症状进行了专家问卷调查，初步验证了食管癌的证素及常见证候，并由此可以推演食管癌的病因病机，为进一步的深入研究打下了基础。若要全面揭示食管癌的病机，明确食管癌发病的病位、证素以及主要证型，还需要结合流行病学调查及临床研究进行分析验证。

第二章　食管癌中医临床研究

第一节　食管癌中医临床诊治文献研究

中医古籍中虽然没有食管癌病名的直接记载，但有与之相似的疾病“噎膈”。噎膈以其进食吞咽困难、梗噎不顺、饮食难下或食入即吐等为主症，与食管癌的表现十分相似，故食管癌归属于中医学“噎膈”范畴。《素问·本病论》中记载：“膈咽不通，食饮不下。”《素问·通评虚实论》记载：“隔塞闭绝，上下不通。”《灵枢·上膈》曰：“气为上膈者，食饮入而还出，余已知之矣。虫为下膈，下膈者，食晬时乃出，余未得其意，愿卒闻之。”以上均表现出现代食管癌进食不顺畅，食入即吐的典型症状。中医历代文献对食管癌的论述较为丰富，广泛收集、整理及深入研究，对当前食管癌的论治有非常重要的意义。

一、古代医家对食管癌诊治记载

基于对食管癌的病机认识不同，历代医家对食管癌的治疗原则及用药也不尽相同。

（一）晋隋唐时期

晋隋唐时期对于食管癌已经有了一定的认识。东晋葛洪的《肘后备急方·治卒食噎不下方》中记载：“治膈气，咽喉噎塞，饮食不下。用碓嘴上细糠，蜜丸弹子大，非时，含一丸，咽津。”唐代孙思邈《备急千金要方》中记载“五噎丸”曰：“治胸中久寒呕逆逆气，饮食不下，结气不消方，干姜、川椒、食茱萸、桂心、人参（各五分），细辛、白术、茯苓、附子（各四分），橘皮（六分），上十味为末，蜜丸如梧子大，酒服三丸，日三。不止，稍加至十丸。又方治五种之气皆令人噎方，人参、半夏、桂心、防风（一作防葵），小草、附子、细辛、甘草（各二两），紫菀、干姜、食茱萸、芍药、乌头（各六分），枳实（三两），上十四味为末，蜜丸如梧子大，酒服五丸，日三，不止，加至十五丸。乌头与半夏相反，但去一味合之。”孙思邈善用五噎丸治疗性寒、同时气结、逆气为基础的噎膈。

（二）宋金元时期

宋金元时期的医家对于食管癌的认识较前有明显的发展，各医家对于食管癌不同病因病机及证候进行了详细的辨证论治，为后世治疗食管癌提供了有效的治疗思想及方药。

1.《太平惠民和剂局方》

书中记载的膈气散："治五种膈气，三焦痞塞，胸膈满闷，背膂引疼，心腹膨胀，胁肋刺痛，食饮不下，噎塞不通，呕吐痰逆，口苦吞酸，羸瘦少力，短气烦闷。常服顺气宽中，消痃并癖积聚，散惊忧恚气。"方中所用木香、厚朴、槟榔、枳壳等行气散结之品，同时配以三棱、莪术等破血行气药物，以达到顺气消积的目的。《圣济总录》中的"五膈气散"亦有同工之妙。《太平惠民和剂局方》指出："治中满下虚，五噎五膈，脾胃不和，胸膈痞闷……不思饮食，或多痰逆，口苦舌酸，胸满短气，肢体怠惰，面色萎黄。如中焦虚痞，不攻击，脏气虚寒，不受峻补；或因病气衰，食不复常，禀受怯弱，不能多食，尤宜服之。"并认为其治疗方法应"育神养气，和补脾胃"，其认为噎膈是因为脾胃虚寒而成，在治疗时健补脾胃，不可用药猛攻、不可峻补。

2. 朱丹溪

朱丹溪在《金匮钩玄》称膈噎乃反胃之渐，将噎膈分血虚、气虚、有热、有痰四种证型：血虚者，脉必数而无力；气虚者，脉必缓而无力；气血俱虚者，则口中多出沫，但见沫大出者，必死；有热者，脉数而有力；有痰者，脉滑数。这也是判断预后的重要依据。《金匮钩玄》言："粪如羊屎者断不可治，大肠无血故也。"就是依此来判断预后。据此病机认识，养血润燥就成为本病首要治法，其次是理气导痰。

（1）养血润燥：朱丹溪在《脉因证治·噎膈》中指出，"血液俱耗，胃脘亦槁"，采用"润养津血，降火散结"的治疗大法。其在《局方发挥》中指出："夫噎病生于血干。夫血，阴气也，阴主静，内外两静，则脏腑之火不起而金水二气有养，阴血自生，肠胃津润，传化合宜，何噎之有？"血虚用药以四物汤为主，加陈皮、桃仁、红花、甘草；兼气虚者，则以四君子汤为主。

（2）理气导痰：朱丹溪认为"人以气为主，一息不运则机缄穷，一毫不续则穹壤判，阴阳之所以升降者，气也；血脉之所以流行者，亦气也；荣卫之所以运转者，气也；五脏六腑之所以相养相生者，亦此气也。盛则盈，衰则虚，顺则平，逆则病”。气为人体之根本，气不顺则疾病生。《金匮钩玄》“有气滞痰结者，通气之药皆可用也”。朱丹溪以“二陈汤”为治痰基础方，言其“一身之痰都治，如要下行，加引下药；在上，加引上药”“随证加减，用之无不验”。无论血虚、气虚、有热，兼痰必用童便、竹沥、姜汁、牛羊乳。《丹溪心法·翻胃》则用“韭菜汁二两，牛乳一盏，用生姜汁半两和匀，温服效”，以韭菜汁消膈下瘀血，牛乳润补虚，佐以姜汁下气化痰和胃，配合甚为得当。

《金匮钩玄》还载有验方二则，可资参考。治反胃方：马剥儿烧灰存性一钱重，好枣肉、平胃散二钱，温酒调服，食即可下。然后随病源调理，神效。又方：茱萸、黄连、贝母、瓜蒌、牛转草，牛转草为牛反刍到口腔中的草料。以上病机认识也决定本病禁忌燥热，《金匮钩玄》云：“大不可用香燥之药，服之必死。”此外，必须谨身调养，《局方发挥》引用张鸡峰的话：“噎当是神思间病，惟内观自养可以治之，患者必须谨身自爱。”《金匮钩玄》则提出：“宜薄滋味。”

《名医类案·噎膈》记载台州一匠者，年近三十，勤于工作，而有爱妻，且喜酒。其面白，其脉涩，重则大而无力。令其谢去工作，卧于牛家，取新温牛乳细饮之，每顿进一杯，一昼夜可饮五七次，尽却食物，以渐而至八九次，半月大便润，月余而安。然或口干，盖酒毒未解，间饮甘蔗汁少许。按：同为涩脉，因重按大而无力，且勤于工作又有爱妻，故从虚着眼，专用牛乳濡泽枯槁，养血润肠而愈。前引《丹溪心法·翻胃》治法有用韭菜汁、牛乳、生姜汁和匀温服的。

（三）明清时期

1. 张景岳

张景岳认为，噎膈的病因主要见于七情内伤、饮食不节、年老体衰三方面。其发病根本在于脾肾亏虚，因此认为治疗噎膈应以“补脾、滋肾”为主。他在《景岳全书》中提出：“凡治噎膈，大法当以脾肾为主。盖脾主运化，而脾之大络布于胸膈，肾主津液，而肾之气化主乎二阴。故上焦之噎膈，其责在脾；下焦之闭结，其责在肾。治脾者，宜从温养；治肾者，宜从滋润。舍此二法，他无捷径矣。”张景岳同时强调应辨证后再选方用药，《景岳全书》曰：“治噎膈之法，凡气血俱虚者，宜五福饮及十全大补汤。脾虚于上者，宜四君子汤。脾虚兼寒者，宜五君子煎。脾肺营虚血燥者，宜生姜汁煎。阴虚于下者，宜左归饮、大营煎。阴中之阳虚者，宜右归饮加当归，或右归丸、八味地黄丸之类，皆治本之法也。”此外，张景岳还明确提出治疗噎膈应以温补为治疗原则，强调不可滥用寒凉攻伐之药。

2. 李中梓

李中梓认为“反胃噎膈，总是血液衰耗，胃脘干槁”“噎膈之吐，即洁古之上焦吐”原因为“皆从气”，故在《医宗必读》中记载润血润肠汤、人参利膈丸以治疗血枯血少，香砂宽中汤治疗气滞胃寒，药物选用人参、当归以养血生血。同时三方中均有行气药物，多用枳实（壳）、木香、槟榔、厚朴等。李中梓认为气郁为发病之本，养血不忘行气，又云：“此证之所以疑难者，方欲健脾理痰，恐燥剂有妨于津液；方欲养血生津，恐润剂有碍于中州。审其阴伤火旺者，当以养血为亟；脾伤阴盛者，当以温补为先。更有忧恚盘礴，火郁闭结，神不大衰，脉尤有力，当以仓公、河间之法下之。”在选用治法及药物方面，要考虑全面，审证施药，不可肆意用药。

3. 吴门医派

吴门医派是元末明初起源于苏州地区的一大医学流派，名医辈出，论著丰富，在我国医学史上占有重要地位。吴门各家虽然对噎膈病因病机的认识各有侧重，但基本形成了气、痰、瘀交阻，津气耗伤，胃失通降而发为噎膈的共识，即胃阴、胃阳不足为致病之本，气滞、痰凝、血瘀为标。治疗上善用降肺化痰、逐瘀通络、滋补胃阴、通补胃阳等治法，注重降气、化痰、通络、调整阴阳；同时注重饮食和情志在噎膈调养中的作用，形成了独具特色的噎膈辨治体系。

（1）降肺化痰：徐灵胎在评注《临证指南医案・噎膈反胃》时提出，“噎膈之症，必有瘀血、顽痰、逆气阻胃气，其已成者，百无一治。其未成者，用消瘀祛痰降气之药，或可望其通利”，其认为肺气不降，胃气上逆，逆气与顽痰、瘀血交结，阻隔胃脘，发为噎膈。叶天士亦认为通降肺胃为噎膈的重要治法，用药以“轻剂清降，以及苦辛寒开肺为主”。其在《临证指南医案・噎膈反胃》中记述一程姓患者“舌黄微渴，痰多咳逆，食下欲噎，病在肺胃。高年故以轻剂清降”，药以枇杷叶、杏仁、瓜蒌皮为主降肺化痰，又因患者年高，不耐攻伐，恐苦寒伤及胃气，故用清轻之栀子、淡豆豉、郁金清热和胃。

（2）逐瘀通络：叶氏认为邪气伤人后“初为气结在经，久则血伤入络”，揭示了内伤杂病由气至血、由经入络、由功能性损害到器质性病变的病理全过程。噎膈之病，起初气、痰、瘀交结，日久必成“瘀浊”之毒。吴门医家善用辛香通络之桂枝、生姜、当归、延胡索等药，走窜通络之蜣螂虫、穿山甲等虫药以求瘀去络通。薛雪在《扫叶庄医案·卷二》中治一病人：“凝瘀既久，三焦通路为壅，延成反胃噎膈。议论缓逐一法，人参研、桃仁去皮尖烘脆、麝香研、大黄酒浸新瓦上烘焙脆、当归梢烘，炼蜜为丸。”本案用走窜之虫药疏通痹阻之络脉，并引辛香通络之麝香、当归直达病所，配合大黄、桃仁增强祛瘀之力。由于虫药走窜峻猛，用之不当恐致胃气衰败，且病人凝瘀已久，正气受损，不耐攻伐，故以人参顾护胃气，诸药炼蜜为丸以图缓攻。

（3）滋补胃阴：叶氏认为“胃属阳土，宜凉宜润”“阳明阳土，得阴始安”。胃为水谷之海、津液之源，胃阴虚则胃燥，致胃络不通，胃失通降。而噎膈病位在食道，属胃所主，若胃之津亏血伤，失于濡养，则致食道干涩，饮食难下。对于“胃有燥火”，或病后伤及肺胃津液等胃阴不足的证候，叶氏倡导甘平和甘凉滋润为主的濡养胃阴之法，多用玉竹、麦冬、石斛、芦根、山药、粳米、甘草之类以补养胃阴，滋补胃阴法在噎膈治疗中得到广泛运用。吴门其余医家也常用滋补胃阴之法，如张璐在“胃阴不足，胃火上逆”之噎膈证中，治以“梨汁、藕汁等分熬膏蜜收，不时噙热咽下”；胃血枯槁者，治以“地黄、麦冬煎膏，入藕汁、人乳、童便、芦根汁、桃仁泥和匀，细细呷之”。

（4）通补胃阳：叶氏认为“胃为水谷之海，多气多血之乡，脏病腑病，无不兼之，宜补宜和，应寒应热，难以拘执而言。若努力损伤者，通补为主”，胃阳不足则易感寒而酿生痰湿，血亦凝泣难行，痰浊瘀血结于食道胃脘，便可形成噎膈。叶氏对于“胃阳虚而为噎膈者”，以“通补胃腑，辛热开浊”为主要治法。常用《金匮要略》之大半夏汤化裁。病案举例：“朱五二，未老形衰，纳谷最少，久有心下忽痛，略进汤饮不安。近来常吐清水，是胃阳日薄，噎膈须防。议用大半夏汤补腑为宜。人参、半夏、茯苓、粳米、姜汁。”

4. 叶天士（吴门医派）

清代名医叶天士所著《临证指南医案》将“噎膈反胃”设专篇论述，一共记录了 33 则医案，较能集中反映叶天士治疗噎膈反胃的学术思想。关于噎膈反胃的病因，医案中提及最多的是“年高”“老年”“久积劳倦”“积劳久虚”，其次是“悒郁”“郁怒之伤”“因渴饮冷”“酒热郁伤”，认为年老体衰、情志郁结、饮食不当是导致本病的主要原因；并认为“阳气结于上，阴液衰于下”是噎膈反胃的基本病机，实证以气结痰聚、瘀血阻滞为主，虚证以中阳不足、阴液亏少为主。

用药：《临证指南医案·噎膈反胃》记载了38个方剂，涉及65味药，每个方剂4~9味药，中位数6味。使用频率≥5次的中药从高至低依次是半夏（21次）、姜汁（19次）、茯苓（17次）、黄连（12次）、人参（12次）、枳实（9次）、淡干姜（6次）、竹沥（6次）、杏仁（6次）、郁金（5次）、淡豆豉（5次）、桃仁（5次），此12味是叶天士治疗噎膈反胃最常用的药材。

半夏是全篇使用频率最高的药物，配伍最多。半夏、黄连、人参相互配伍时作为方中主药应用最多。半夏与黄连配伍使用最多（12案），且医案中每逢黄连必有半夏，半夏善消痰涎、开胃、止呕，黄连善入中焦清胃火。王士雄言：“以黄连之苦寒，降诸逆冲上之火，以半夏之辛开，通格拒搏结之气。”二药合用，辛开苦降，寒温并用，通畅气机，涤热除痰。半夏配伍人参（9案），以半夏降冲逆，人参扶助胃气，使祛邪不伤正，尤其适合体虚呕逆者。另外，黄连、半夏、人参同用亦较常见（6案），例如大半夏汤加黄连姜汁，体现寒温并用、攻补兼施的治则。

人参为补虚要药，所治之病症多属脾胃虚弱、年老久病者，如“形瘦气逆”“未老形衰”等，叶氏用人参配茯苓最多（8案），人参大补元气，茯苓渗湿健脾，二药合奏健脾益胃之功；若脾胃阳虚，则以人参配姜；若吐逆津伤者，则以人参配麦冬。《临证指南医案》同时也指出在一些情况下人参须慎用，因噎膈反胃者，多有瘀血、顽痰、逆气阻隔胃气，其已成者，若用消瘀祛痰降气之药，或能使其通利，但若此时用人参，虽或一时精气稍旺，却可能使病根加深，病不能愈。

《金匮要略》记载：“诸呕吐，谷不得下者，小半夏汤主之。”“患者胸中似喘不喘，似呕不呕，似哕不哕，彻胸中愦愦然无奈者，生姜半夏汤主之。”“干呕，吐逆，吐涎沫，半夏干姜散主之。”仲景分别用了三种不同制法的姜：生姜、生姜汁、干姜，其作用有降、散、温的区别。叶天士继承了仲景用姜之妙并加以发挥，在《临证指南医案·噎膈反胃》使用姜汁（19案）、淡干姜（6案）、干姜（3案）、生姜（1案）。生姜被孙思邈誉为“呕家圣药”，在《伤寒杂病论》中多选用生姜，仅有2处使用生姜汁，而《临证指南医案·噎膈反胃》中生姜汁的使用远远超过生姜。《金匮要略心典》记载：“生姜用汁，则降逆之力少而散结之力多，乃正治饮气相搏，欲出不出者之良法也。”《高注金匮要略》言“生姜辛温而性善走，取汁用之，则过嗓即发，是所以温上焦之似喘似呕也”，由此推测叶天士认为生姜汁具有轻灵上行之性，过喉即发，能最大程度发挥出辛散之力，通畅中上二焦气机，到达噎膈病位。

方证：根据叶天士医案描述，以方测证，可以将噎膈证型概括为以下五个。①阳结阴亏证：治以通阳开痞、和胃益阴；若阴枯津亏，则治以滋阴清燥。②阳虚阴亏，痰浊凝滞证，治以温中散寒、化痰祛浊。③气结痰阻证：治以利气豁痰散结；若夹有瘀血，佐以活血祛瘀。④肝郁气逆证：治以疏肝和胃、降气止呕。⑤肺胃气逆证：以苦辛寒开肺降胃治之。叶天士认为阴枯阳结是关键病机，故应慎用辛热法。

叶天士十分重视辛开苦降法，《素问·阴阳应象大论》曰：“辛甘发散为阳，酸苦涌泄为阴。”后世医家认为辛开苦降法乃调节中焦气机的不二法门，善利气机以豁痰散结，但苦辛易化燥，一般需要辨证论治。《临证指南医案·噎膈反胃》提到患者病情往往在秋季加重，《医学心悟》言：“噎膈，燥症也。”临床常见“口干咽燥”“消渴不已”“大便艰涩”、脉涩等燥证表现，病位主要表现在肺、胃、大肠，故叶天士选用麦冬、麻仁、鲜生地黄、甜水梨、石膏、生甘草等甘凉滋润之品以制燥。叶天士认为若津亏气滞，先宜理气后用润剂；若气滞痰凝，应以辛通苦降为主，佐以利痰清膈。总而言之，叶氏对噎膈以辛开苦降甘润法为治则。

情志抑郁是噎膈的重要致病因素之一，叶天士多次嘱咐患者“怡情善调”“必须身心安逸，方可却病，徒药无益耳”，情志舒畅方可气机条达。饮食上，叶氏认为“久病以寝食为要，不必汲汲论病”，嘱咐患者食不可过饱，不宜“面饭酒肉重浊之物”，进食辛辣炙煿滋腻之品极易损脾害胃，动伤血络，产热生痰，加重病情。较前人更强调除了正确、及时的治疗外，还要注意饮食和情志的调养。

5. 张锡纯

张锡纯为清末民初医家，所著《医学衷中参西录》一书，融汇中西于一炉，囊括自拟药方、药物讲义、医论、医案，博而不杂，当时被誉为“医家必读之书”。所载中药大多亲尝药性，苟非有效，弃之不用。其中对于当时难治之证，专方高效，比如噎膈、癥瘕等证，对现在的医家也颇有启发。

张锡纯认为：“噎膈之证，方书有谓贲门枯干者，有谓冲气上逆者，有谓痰瘀者，有谓血瘀者。”其认为噎膈的主要病因病机是中气亏虚、痰凝血瘀、赘瘤结聚，治疗上主张攻补兼施，中西医并用。临床处方以益气化痰、祛瘀消瘤为主，并尤擅使用消瘀之药，具有自己的独到见解，效如桴鼓。先以培补中气为主，辅以破血逐瘀，后者在用药上又有区分，先服桃仁、红花之属，若不效则可加三棱、莪术，或者瘀毒成脓者又需托里祛脓之药。大胆创新，主张在治疗的同时需中西兼顾，“愚以为欲治此证，必中西同用……即不能消除”，说明张氏已经意识到若非瘀血所致，仅以化瘀之药恐无法消减瘤体，认为在治疗上中医汤药联合西药消瘤具有很好的实践效果。

（1）益气化痰法：张锡纯效法《伤寒》旋覆代赭汤，自创参赭培气汤。以补中气、降胃气、化痰涎为主。方剂组成：生代赭石、党参、柿霜饼、天冬、知母、清半夏、淡苁蓉、当归。方中重用生代赭石以重镇降逆，清半夏、柿霜饼化痰理气，以知母、天冬、当归制党参、半夏之燥，并生津养血，用淡苁蓉以补肾降冲逆，又当归、生代赭石、淡苁蓉同用可润便通结，功效又甚，用此方治疗噎膈者，效专力宏。

（2）破血消瘀法：张氏通过研究吴鞠通、卢谦等人治疗噎膈的理论与方药，再加上自己的临证检验，治疗食管癌均酌加破血通瘀之药。后拟一经验方：生代赭石、党参、生山药、天花粉、天冬、桃仁、红花、土鳖虫、三七。此方以三七、桃仁、红花、土鳖虫消瘀血，以生赭石引血下行，以党参、生山药补中益气，以天冬、天花粉滋阴助胃，恐胃液枯槁，瘀血干结，且可以防止党参补而生热，全方法度严谨，调理清晰，效专力宏。又可随证加减，病因痰饮者，去土鳖虫、三七，加半夏。因胃阴虚干枯者，去土鳖虫、三七，减少代赭石之量，加枸杞子、当归、桂圆。因赘瘤所成者，病难治，宜在活血化瘀上加西药消除瘤体。

二、现代医家对食管癌辨证论治的记载

1. 刘嘉湘国医大师

刘嘉湘国医大师根据该病不同阶段邪实正虚的主要矛盾特点，将食管癌分为四个证型：①痰气互结：治以降气化痰。拟方：旋覆花、代赭石、八月札、苏梗、公丁香、干蟾皮、山慈菇、白花蛇舌草、生半夏、生南星、冬凌草、天龙。②气滞血瘀：治以活血化瘀，理气降逆。拟方：八月札、丹参、檀香、公丁香、急性子、威灵仙、冬凌草、山豆根、石打穿、蜣螂虫、天龙。③脾虚痰湿：治以健脾理气，化痰消积。拟方：党参、白术、茯苓、生半夏、陈皮、薏苡仁、夏枯草、生牡蛎、炙

鸡内金。④津亏热结证：治以养阴生津，泄热散结。拟方：南沙参、北沙参、生地黄、麦冬、玄参、全瓜蒌、火麻仁、枳实、川楝子、山慈菇、冬凌草、生山楂。

2. 周岱翰国医大师

周岱翰国医大师认为食管癌多属于中医学“噎膈”“噎”的范畴，与热毒灼伤阴液相关，正如《素问·阴阳别论》谓：“三阳结，谓之膈。”张子和解释曰：“三阳者，谓大肠、小肠、膀胱也。结为热结也。小肠热结则血脉燥，大肠热结则便秘，膀胱热结则津液涸。三阳既结，便秘不通，火反上行，所以噎食不下。”热毒之邪灼伤津液致阴枯热结，阴血枯竭，虚火自生，脾不健运，蕴湿生痰，遂致“痰则塞而不通，气则上而不下”，痰气交阻亦为重要病机，《订补明医指掌》谓噎膈“多起于忧郁，忧郁则气结于胸臆而生痰，久则痰结成块，胶于上焦，道路狭窄，不能宽畅，饮或可下，食则难下，而病已成矣。好酒之徒患此者，必是顽痰”，且痰气互结，久则成瘀，阴枯热结，每有蓄毒，故本病常见瘀毒。

在治疗方面，食管癌的病变部位在食管，食管（咽管）乃饮食物进入胃（水谷之海）的必经通路，则食管以通为用，贵在流通。总结临床各期，早期或见胸闷食阻、脘腹痞满，中期或见吞咽受限、呕吐痰涎，直至晚期的进食困难，各期均有气机失调、膈塞不通之共同病机。调治常需“急则治其标”“通因通用”，皆以“流通”为要务，若患者呕噎、胸痛、梗阻症状突出，即使患者十分虚衰，仍当先处理兼症，若呕恶频频宜酌加生南星、生半夏、沉香、人参；若胸背闷痛可予蒲黄、五灵脂、玄胡、罂粟壳等；若梗阻不通、水饮难入者，亦可用硼砂、乌梅等通之，以上皆宜研极细末调乳汁（牛奶）送服或热黄酒冲服，此乃常法。某些晚期食管癌患者梗阻日久，食入即吐，或呕吐频频，食一吐三，呕吐痰涎，上下不通，则可遵循借鉴仲师经意，《伤寒论》第 233 条：“阳明病，自汗出，若发汗，小便自利者，此为津液内竭，虽硬不可攻之。当须自欲大便，宜蜜煎导而通之。”治疗宜采用变法，内服兼顾外治，上病可以下取。

3. 潘敏求国医大师

潘敏求国医大师认为治疗食管癌重在扶正，兼祛痰瘀。其学生张彩云等筛选潘敏求国医大师诊疗 102 例食管癌病案，共 220 诊次，统计出证型七个，其中，脾肾亏虚证、痰气互阻证、阴虚热毒证、血瘀痰滞证最为常见。基于关联规则方法分析，得出常用药物组合以及食管癌核心用药处方：甘草、黄芪、人参、白术、枸杞子、菟丝子、白花蛇舌草、陈皮、灵芝、半枝莲、莪术、石见穿、法半夏、谷芽、麦芽、茯苓、鸡内金、夏枯草。常用的五个核心组合：①茯苓、灵芝配白术；②人参、黄芪配白术；③黄连配吴茱萸；④桔梗配厚朴；⑤菟丝子、枸杞子配女贞子。

4. 王晞星国医大师

王晞星国医大师根据多年治疗食管癌的经验，将食管癌中医证型归为四类，分别为痰热瘀结证、脾虚肝胃不和证、肝胃阴虚证和气阴两虚证。其中脾虚肝胃不和证出现频率最高，为36.1%，余证型出现频率分别为肝胃阴虚证（26.5%），气阴两虚证（21.9%），痰热瘀结证（15.5%）。脾虚肝胃不和证，治宜健脾理气，解毒散结，方药常用六君子汤合四逆散加减，常加山慈菇、浙贝母、天龙、莪术、冬凌草、郁金、砂仁；痰热瘀结证，治宜开郁降气，化痰解毒，方药用四逆散合小陷胸汤加减，常用陈皮、浙贝母、天龙、山慈菇、莪术、砂仁、郁金、威灵仙、蛇六谷、冬凌草；肝胃阴虚证，治宜养阴柔肝，和胃散结，方药用一贯煎合四逆散加减，常用山慈菇、冬凌草、浙贝母、莪术、天龙、砂仁、郁金、威灵仙、蛇舌草；气阴两虚证，治宜益气养阴，解毒散结，方药用生脉饮、六君子汤合四逆散加减，常用浙贝母、天龙、山慈菇、莪术、冬凌草、郁金。

5. 李修五教授

李修五教授认为食管癌就诊时多已属中晚期，病必兼瘀血、顽痰及逆气为患，病情错综复杂，故轻淡之剂多难奏效，也不宜固守一方一药。治疗时，在辨证的基础上，根据患者体质、病期、病程，以扶正、消痰、化瘀、解毒、抗癌类药等多药并用。所用药物剂量也远大于常量，以期使病势得以扭转，患者生命得以延续。如喜用药物太子参、山豆根、威灵仙、半枝莲、菝葜、刀豆、三棱、山慈菇、急性子等，药量均在30g，乃至30g以上；虫类药如壁虎常用3～5条，全虫20g，同时不忘顾护胃气，常加用鸡内金30g，茯苓30g，麦芽30g，山楂80g，以磨积导滞，健脾和胃。李修五教授认为，中医治食管癌，贵乎辨证施治，不可妄用清热解毒、破坚攻伐之品，只因癌症求诊于中医者病多至中晚期，体质差，不能耐受手术、化疗等治疗手段。临证所见，可概括为正虚、血瘀、毒聚三类，多为正虚邪实之证，要紧紧抓住扶正调理为主、化瘀抗癌为辅的治疗大法，故立旋覆代赭汤进退，组成基本方以扶正祛邪、降逆化痰、化瘀散结解毒。李教授同时还根据患者的体质、年龄等原因，结合临床不同证型，分别选加软坚散结、清热解毒、活血止痛、化痰除湿之品；同时服用虎七散，功在解毒抗癌，立足于扶正祛邪，着眼于调理脾胃，守方达变，能为癌证患者减轻症状和延长寿命。

6. 张代钊首都国医名师

张代钊首都国医名师认为食管癌病机每个患者不同，但不外有“痰、气、瘀、热”四种类型。他将食管癌分为四个证型：①痰湿壅盛证：常用半夏10g，天南星10g，莪术15g，沉香10g。②肝郁气滞证：常用逍遥散加急性子15g，威灵仙10g，广木香10g，紫苏梗10g。③血瘀热毒证：常用四物汤加莪术15g，山慈菇15g，水红花子10g，露蜂房10g。④热毒伤阴证：常用生脉饮加银柴胡10g，鳖甲20g，生地黄20g，天花粉20g，山豆根10g。

7. 邵梦扬名老中医

邵梦扬名老中医使用“三观法”指导食管癌全程治疗。他在多年临证经验的基础上，形成了具有中医特色的“整体观、动态观、平衡观”的食管癌治疗法则。在治疗食管癌时利用中、西医手段、辨证论治，扶正祛邪并用，抗癌不忘增强体质。整体观：在治疗食管癌时从全身、整体入手，不限于原发病灶，利用整体观念，辨证施治，调和阴阳，使升降疏泄如常，发挥内在功效。动态观：食管癌病情变化过程中，应辨明本虚或标实哪一方为主，随着病情变化，随时调整扶正或祛邪中药的着力强弱。平衡观：临床既要辨证施治，又不打破动态平衡，使升降疏泄正常，治升亦治降，治虚亦治实，强调“和”的理念，阴阳平衡、证治平衡。其认为食管癌病机以气阴两虚为主，其次为脾胃亏虚，治疗时重视扶正固本、顾护脾胃，针对不同证型、症状，总以益气养阴、健脾益气为治则，核心用药为黄芪、党参、清半夏、赤芍、黄连、生地黄、白术、旋覆花、桃仁、北沙参等。其中，食管梗阻者，加用化瘀、化痰、降气药物如清半夏、旋覆花、壁虎、三七、桃仁、威灵仙；情志不遂者，加用疏肝理气药物如柴胡、枳壳、合欢皮、郁金、香附；疼痛明显者，加用缓急活血止痛药物如白芍、三七、延胡索、徐长卿。除了益气养血、健脾和胃之外，还应加用宁心安神、行气通腑类药物，能帮助机体更快恢复，改善食管癌治疗过程中倦怠乏力、失眠多梦、呃逆便秘等症状。

8. 郑玉玲全国名中医

郑玉玲全国名中医自1992年开始对食管癌进行深入研究，提出中西医结合五步综合疗法，即辨证中药内服＋食管镜下肿瘤基底部封闭＋肿瘤表面微波治疗＋小剂量化疗＋中药含化。她提出食管癌病因的主因和促因假说并得到验证；提出食管癌“双病位”假说并得到验证；将脏腑辨证与气血津液辨证结合起来用于食管癌分型，从方法学的层面解决了食管癌分型与脏腑辨证分离的问题，拓宽了食管癌的辨证方法及思路；提出食管癌早期、中期、晚期病机演变过程，这项研究运用了中医整体观念、脏腑辨证、生克制化理论，结合长期临床观察阐释了食管癌从轻到重、从重到危的全过程，对指导食管癌各阶段的精准治疗起到重要的指导作用；提出食管癌未用其他干预手段的证候辨证分型及已用其他干预手段的证候辨证分型并得到验证。在以上理论指导下创制治疗食管癌的系列药物，如地黄管食通、丁香管食通、豆根管食通及附桂管食通，其中3项已获国家发明专利，被批准为院内制剂3项。经长期临床应用，上述药物在减轻中晚期食管癌的症状，提高生活质量，延长生存期方面有显著的效果，在降低食管癌死亡率方面发挥着重要的作用。

9. 贾立群岐黄学者

贾立群岐黄学者重视舌象在食管癌预测及防治中的指导作用，通过20余年对食管癌高发区癌前病变、食管早癌人群“病－证－象”观察与分析，发现食管癌从癌前病变到早癌过程中呈现红舌、裂纹舌先增后降，紫舌递增的趋势，揭示了食管癌变过程中由阴虚燥热向瘀血内阻转化的中医病机规律。贾立群教授基于中医藏象理论，辨舌调态，针对预防、治疗、康复，分阶段论治食管癌。其推崇《嵩崖尊生》所云“食入即吐是无水也，噎膈反胃是也，无水者壮水之主”，应用加味六味地黄丸壮水之主阻断食管癌前病变。他提倡传承创新，与时俱进，认为舌象反映的全身“土壤”环境可对话并重塑肿瘤免疫微环境，可能是中医协同免疫治疗，提高疗效的关键，采用自拟扶正通膈方联合免疫新辅助治疗食管癌，为患者争取手术根治机会。对晚期患者，他传承并发展国医大师朱良春临证经验，将食管癌分为三个主要证型：肝郁脾虚证应用加味启膈散治疗；瘀血内阻者采用加味通幽汤；痰瘀互结者予加味藻蛭散，提高患者生活质量。

10. 周宜强教授

周宜强教授在长期临床实践中把食管癌证型总结为痰郁互结、气滞血瘀、脾虚痰湿、阴（血）津亏损四型进行治疗：痰郁互结型者多见于早期患者，症见胸闷胸满，吞咽困难，嗳气则舒，痰涎黏稠，苔薄腻或白腻，舌体胖，脉滑等，常以旋覆代赭汤加味治疗；气滞血瘀型症见吞咽作梗、嗳气频作，胸背疼痛，固定不移，呈针刺样，肌肤甲错，舌质紫或舌有瘀斑，脉弦等，治以通幽汤加减；脾虚痰湿型多见于中晚期患者，症见神疲乏力、胃纳欠佳，哽咽不适，痰涎壅塞，胸膺不舒，苔腻而润，舌体胖有齿痕，脉濡，治疗以香砂六君子汤加减；阴（血）津亏损型多见于晚期患者，症见形体消瘦，口燥咽干，痰涎黏稠色黄，大便干燥，舌瘦苔少质红，脉细数，常以沙参麦冬汤加减治疗。他以上方为基础，酌情加用现代药理研究有抗癌活性的药物如菝葜、急性子、生薏苡仁、壁虎、黄药子、藤梨根、冬凌草、山豆根等。在辨证施治的基础上，周宜强教授重视单、验方的使用，对多数食管癌患者常加用李修五教授验方虎七散，并对中晚期患者创立专方通道化噎丸配合化疗。周宜强教授还注意汲取民间经验，如对食管癌梗阻的患者，尝试用鹅血热饮、生半夏、醋制紫硇砂含咽等法，可有效缓解梗阻症状，配合了全身治疗的进行，改善了患者生存质量。周宜强教授认为早期患者手术结合中药疗法可增强疗效。术前用扶正补虚、调益气血的中药为手术创造条件，对体质虚弱者用之效果明显，能扩大手术的适应证，减少手术的后遗症和合并症。在术后用益气活血、散结解毒的中药可缓解腹胀、纳呆、体弱症状，消除残留的癌细胞，加速康复，有利于提高远期治愈率。对于中期患者采用中药配合放化疗可减毒增效（增敏），提高远期生存率。晚期患者不耐手术、放化疗或出现恶病质时，应用中药为主治疗，可改善虚损状态，增进食欲，提高生存质量，延长生存期。

11. 李晶教授

李晶教授综合历代文献及食管癌患者“下咽艰涩、大便干结、形体消瘦”等临床表现，提出食管癌核心病机为“血液衰耗、胃脘干槁”，确立“甘润濡养”治疗大法，贯穿食管癌治疗始终。食管癌前病变期患者，津血损伤尚不严重，主要表现为肝失疏泄、胃失和降而致的痰阻气逆，此阶段多采用疏肝和胃、理气化痰等治法，选用柴胡疏肝散、麦门冬汤等方辨证加减，阻断癌前病变的发生。此阶段应避免大量、长时间应用温燥药物，以防津血进一步耗伤。食管癌术后患者，应以“甘润濡养”立法滋养胃、肾之阴，选用启膈方、左归饮等方剂加减治疗，改善干槁环境，预发复发转移，李晶教授团队经大量基础实验与临床实践验证了甘润濡养法在预防食管癌术后复发转移中的疗效。晚期食管癌患者津血衰耗较重，且多夹有气虚、气逆、痰瘀等病理因素，应以益气养阴、化痰散瘀立法，选用参赭培气汤、益胃汤等方治疗，瘀血重者，配合通幽汤。食管梗阻严重影响进食者，可选用通关散（硼砂、硇砂、冰片、人工牛黄等）进行化痰散结、开膈降逆（溃疡型食管癌患者禁用）。在强调核心病机的基础上，李晶教授亦提出专病专药在食管癌治疗中的重要性，常采用石见穿、威灵仙、山慈菇、急性子、壁虎等食管癌专药进行配伍，收效甚佳。

12. 蒋士卿教授

蒋士卿教授强调食管癌临床应分期论治，通补兼施。蒋士卿教授师从李修五教授，全面继承了李修五教授治疗食管癌的学术思想，力倡中医要早期干预，切不可只治疗晚期患者。在临床工作中中西医要灵活变通，加以调整，推广应用，自成一体。蒋士卿教授认为食管癌是全身性疾病的局部改变，病机总属肝脾失调，痰湿瘀滞，经络痹阻。疾病早期多由痰热瘀毒互结，中期阴虚血瘀，晚期脾肾两虚，应分期辨证论治，通法补法配合使用。“通法”包括化痰祛湿、疏经通络、疏肝解郁，以毒攻毒；“补法”重视立足整体，大补元气，同时兼顾局部，补肾健脾，平补阴阳。蒋士卿教授开创性提出食管癌“水湿停滞”这一证型，在中药制剂复方虎七散的基础上，以五苓散为基础方加减，在临床治疗中取得了良好的效果；重用壁虎、蜈蚣、全蝎、斑蝥、鼠妇、土元、僵蚕、蟾蜍、蕲蛇等虫类药以毒攻毒，祛瘀通络，化痰散结以攻食管有形之积；研发的院内制剂通噎丸养阴润燥，化痰散结，理气活瘀，用于中、晚期食管癌治疗；研制的精元康胶囊补气健脾，益肾化湿，主治放化疗引起的不良反应，疗效确切。

13. 马纯政教授

马纯政教授认为食管癌是以“正虚毒结”为基本病机，其病因主要为气滞、痰凝、血瘀、癌毒，注重“扶正固本、化痰散瘀”治疗的原则。其治疗上始终坚持以“中医扶正、西医祛邪，西医扶正、中医祛邪”为总的理念，方法上坚持以辨证论治为基础，结合辨症状、辨病“三辨”的方法解决食管癌临床疑难问题；常以益气健脾、降气化痰、活血祛瘀、疏肝行气、解毒散结等为主要治疗方法，并佐以抗癌类药物。在对痰瘀互结型食管癌的研究中，认为该证型的主要病理因素为气、痰、瘀，病理性质属本虚标实，治疗上以姜半夏、桃仁、威灵仙、制天南星、黄药子、急性子、壁虎、党参、红花、郁金为主要药物，随症佐以补益气血、养阴生津之品，在临床治疗中起到了提高放化疗疗效、减轻毒副反应、提高肿瘤稳定率等显著的治疗效果，凸显了中医药及中西医结合治疗的优势。

14. 刘怀民教授

刘怀民教授诊治食管癌需辨病审时，善用经典，重扶正，调阴阳。刘怀民教授经过多年的临床和理论研究，倡导临床治疗一定要辨证析因，噎膈多由脾胃气虚，气机不畅，升降失常，津液不能正常布散，聚而成痰，痰气交阻结于食管，成积致瘀，痰瘀互结成瘤，久而气阴耗散。基于早期从气、痰、瘀论治食管癌的基础上，创新性地将癌毒理论融入食管癌的中医诊疗体系，形成了从整体出发，以调整机体的阴阳平衡为根本，基于“虚”“瘀”“毒”为辨证要点的食管癌诊治理论。审时体现在充分结合食管癌病情发展阶段和治疗阶段，善用经典方药治疗各种肿瘤相关兼症。刘怀民教授认为西医学的放化疗作为一种外来毒邪治疗癌毒，久用致正虚，拒邪外出无力，正邪交争则癌毒盛，余毒未尽，且余癌更易善变；毒愈盛则正愈虚，虚则气血不行致瘀，久瘀易胶结痰、湿、火衍化新癌毒，且新毒更刚烈；“虚”“瘀”“毒”相互衍化促使食管癌耐药进展。这些理论的创新为临床提供了更多的诊疗思路。他非常重视扶正理念在食管癌治疗中的应用，采用健脾和胃之法，调节阴阳平衡，贯穿整个治疗过程。

15. 蔡小平教授

蔡小平教授根据食管癌的临床表现，将其归属于中医学“噎膈”范畴。患者多表现为进食梗噎不顺，口干，泛吐痰涎，大便干燥等，上下噎塞不通，病机多属于津血干枯为根本，合并气郁、痰凝、瘀毒等病理产物。因此治疗以甘润滋阴、理气化痰、解毒祛瘀为大法。临床用多选用《医学心悟》中通噎膈开关之剂启膈散加减，该方滋阴润燥、开郁化痰，因现目前药店无杵头糠一药，常用金荞麦代替。根据蔡小平教授“瘀毒理论”，瘀毒是肿瘤复发转移的重要原因，石见穿软坚散结、祛瘀生新，威灵仙走窜消克、积湿停痰，二者常常联用减轻患者痰涎壅盛；虫类药物搜剔破瘀之力较强，因此治疗时常加入壁虎、全蝎、蜈蚣等虫类药物以毒攻毒、开关散结。临床常用药物有荷叶、丹参、郁金、北沙参、茯苓、金荞麦、砂仁、浙贝母、威灵仙、石见穿、壁虎、全蝎、蜈蚣等。

16. 李华教授

李华教授自拟龙蛭通噎汤治疗中晚期食管癌 110 例，龙蛭通噎汤由守宫 9g，水蛭、急性子、甘草各 10g，黄药子、山慈菇各 12g，代赭石 30g，冬虫夏草（分冲）6g，沉香（分冲）4g，蚤休 20g，威灵仙 15g 组成。每日 1 剂，水煎 2 次，分 4 次服。加减：口干甚加天冬、麦冬各15g，石斛30g；疼痛者加川芎9g，当归、炒五灵脂各15g；痰涎壅盛加海浮石30g，苏子15g，韭子10g；吐酸者加乌贼骨、煅瓦楞子各30g，浙贝母15g；便干加肉苁蓉、决明子各30g。治疗结果完全缓解（CR）1例，部分缓解（PR）6例，缓解率（CR+PR）为6.36%；轻度缓解（MR）43例，有效率（CR+PR+MR）为45.50%；稳定（SD）47例，稳定率（CR+PR+MR+SD）为88.20%；疾病进展（PD）13例，恶化率为11.80%。其认为体内正气不足是发病基础，加之情志失调、饮食不节等，致瘀毒内生、痰气互结而成。自拟方中，守宫即壁虎，亦称天龙，开道通关以消梗噎；水蛭味咸且苦，其咸以散结，苦以通泄，能逐瘀滞而溶癌赘；急性子有开通之能，透骨软坚；山慈菇味辛以散结，泻火解毒；蚤休味苦而气寒，解毒消肿；黄药子主痰血瘀滞，散结解毒。四药合用，消散食道之热结。代赭石“其质重坠，又善镇逆气，降痰涎……”（《医学衷中参西录》）；沉香温养诸脏，降逆气而畅胸膈；冬虫夏草扶正补虚，强化脏腑功能；威灵仙化积消痰，甘草调和诸药。全方共奏化痰软坚、通噎散结之功，用之辄可取效。

17. 孙宏新教授

孙宏新教授将食管癌的恶病质分为痰气交阻型、痰火郁结型、痰瘀互结型及气阴两虚型。对于痰气交阻型，根据痰与气的关系，临床治疗多主张痰随气转，气顺痰自消，用药多以行气药开痰结，如陈皮、半夏、代赭石、青皮、桔梗、香附、枳壳、细辛、莱菔子等辛香走窜之品，再以化痰、化湿之品以除痰之源；痰火郁结者多用贝母、瓜蒌、胆南星、竹沥、海藻、昆布等清热化痰；痰瘀互结者除化痰之外，着重应配以活血化瘀药应用，如乳香、没药、三棱、莪术、郁金、姜黄、五灵脂、水蛭、土元等使痰瘀离解；气阴两虚者以肺、胃为主，用沙参、麦冬、黄精、太子参、玉竹、西洋参、百合、石斛等益气养阴。

18. 郑伟达主任

郑伟达主任根据多年临床实践，将食管癌辨证分为三型：气痰互阻型、脾虚痰滞型、气血不足型。①气痰互阻型，治则：化瘀解毒，理气化痰。中成药：慈丹胶囊，每次5粒，每日4次。复方莪术消瘤胶囊，每次5粒，每日4次。扶正固本胶囊，每次5粒，每日4次。汤药以伟达4号方合5号方加减：黄药子15g，山慈菇10g，三七粉3g（冲），重楼10g，蜂房6g，乳香6g，没药6g，白花蛇舌草15g，半枝莲 15g，半边莲 15g，柴胡 10g，白芍 12g，枳壳 10g，生甘草 6g，川芎 6g，香附 6g，当归 10g，炙罂粟壳 10g，延胡索 10g，川楝子 10g，台乌药 10g，青皮 6g，川贝母 10g，陈皮 6g，竹茹 10g。②脾虚痰滞型，治则：化瘀解毒，健脾化痰。中成药：慈丹胶囊，每次 5 粒，每日 4 次。复方莪术消瘤胶囊，每次 5 粒，每日 4 次。扶正固本胶囊，每次 5 粒，每日 4 次。汤药以伟达 2 号方合 6 号方加减：太子参 20g，白术 10g，茯苓 10g，扁豆 12g，怀山药 20g，薏苡仁 15g，川续断 10g，补骨脂 10g，红枣 6 枚，生姜 3 片，法半夏 10g，陈皮 6g，枳壳 10g，竹茹 10g，佩兰 10g，白豆蔻 6g，桔梗 10g，浙贝母 10g，鱼腥草 20g，生甘草 6g。③气血不足型，治则：化瘀解毒，益气养血。中成药：慈丹胶囊，每次 5 粒，每日 4 次。复方莪术消瘤胶囊，每次 5 粒，每日 4 次。参灵胶囊，每次 5 粒，每日 4 次。汤药以伟达 1 号方合 2 号方加减：当归 10g，黄芪 15g，川芎 6g，白芍药 10g，熟地黄 15g，三七粉 3g（冲），黄精 10g，紫河车 6g，桑葚 10g，何首乌 10g，丹参 10g 太子参 20g，白术 10g，茯苓 10g，炙甘草 6g，扁豆 12g，怀山药 20g，薏苡仁 15g，川续断 10g，补骨脂 10g，红枣 6 枚，生姜 3 片。

第二节　食管癌中成药研究

中成药是以中药材为原料，在中医药理论指导下，为了预防及治疗疾病的需要，按规定的处方和制剂工艺将其加工制成一定剂型的中药制品。中成药多取材于自然，注重整体药材的使用，同时发挥药材的寒、热、温、凉之原性，通过现代先进的制备工艺，具有安全、有效、简便之优点，易为患者接受应用，尤其对需要长期巩固治疗的恶性肿瘤患者。近年来，恶性肿瘤的中西医结合疗法受到社会关注，中医药在抗恶性肿瘤方面的作用日渐突显出来。临床医生在治疗癌症中不断探索与总结中成药的抗癌作用，积累了丰富的临床经验，不仅证实了许多传统中成药的抗癌效用，而且创制了许多新的有效抗癌中成药，特别是近几年来取得了许多新的成果。中成药无论是对癌症本身的治疗，还是对放、化疗后的辅助用药，都有很好的效果。

目前，用于食管癌辅助治疗的中成药常用剂型主要为注射剂和口服剂型。注射剂具有药物纯度高、起效迅速的特点，且适于有吞咽障碍的患者。口服制剂具有更易于接受，服药更能持久的特点。接下来将从以下几个方面来阐述。

一、单味中成药

（一）冬凌草

冬凌草又名冰凌草、六月令、山香草，系唇形科香茶菜属植物，主要含萜类化合物，从二萜中分离出的甲素（Oridonin）和乙素（Ponicidin）等对人体食管癌109细胞株有明显细胞毒作用。

制剂和用法：

（1）冬凌草糖浆（1∶1浓度），每次30mL，每日3次，饭后口服，2～3个月一疗程。间歇1个月后，再用第2或第3疗程。

（2）冬凌草片（每片含生药4g），每次4片，每日3次，2～3个月一疗程。间歇1个月后，再用第2或第3疗程。

（3）冬凌草原草，每天60～90g。加盖文火煎沸15分钟滤过调味分次饭后服用。或置于暖水瓶中沸水冲入，加盖，分次服用，2～3个月一疗程。

以上三种制剂可单用一种，也可选两种联合应用。并可与化疗、放疗合用或化疗、放疗、手术后作为维持治疗长期服用。

河南省冬凌草临床协作组单用冬凌草治疗食管癌疗效如下：

早期食管癌76例，经过13～15年的治疗随访，3、10、13和15年生存率分别为84.02%、63.49%、50.13%和44.56%，与不治疗对照组的5、10、13年生存率28.62%、11.45%、8.59%相比，治疗组生存时间明显延长，差异有高度显著性意义（$P<0.001$）。

中晚期食管癌167例，完全和部分缓解率8.38%，总有效率（CR+PR+MR）33.53%。治疗后1、3、5和10年生存率分别为30.77%、13.46%、10.26%和8.89%。

中晚期胃底贲门癌44例，PR 6.82%，MR 27.2%，总有效率（PR+MR）34.09%，治疗后1、3、5和10年生存率分别为40.9%、11.36%、6.82%和4.76%。

冬凌草糖浆：陈绍棠等（鲁山县人民医院，1986年）报告了鲁山冬凌草糖浆治疗食管癌、贲门癌67例的临床效果，结果显示总缓解率（CR+PR）为9%，总有效率为37.3%，1、3、5年生存率分别为42.9%、17.3%、13.9%。其中食管癌54

例，缓解率为9.4%，总有效率为40.7%。

不良反应：偶见轻度腹胀、腹痛、肠鸣及溏便等。对肝、肾及骨髓功能无明显影响。

（二）乌骨藤

乌骨藤又名通关藤，是萝摩科牛奶菜属植物。主要成分为皂苷、多糖和生物碱等，对多种恶性肿瘤细胞株有抑制作用。

制剂和用法：消癌平注射剂，每支20mL，每次100mL加入5%葡萄糖溶液500mL中静脉滴注，每日1次，3500～4500mL为一疗程。

河南省消癌平临床协作组（1993年）共治疗食管癌65例，PR 7例（10.8%），MR 12例（18.5%）。胃癌47例，CR 2例（4.3%），PR 2例（4.3%），MR 16例（34.0%）。

不良反应：仅有少数患者偶有低热，关节痛，局部血管刺激等。

（三）斑蝥

斑蝥又名花壳虫、芫青。系鞘翅目地胆属芫青科的一种甲虫，所含斑蝥素及斑蝥酸盐具有抗肿瘤作用。

制剂和用法：

（1）斑蝥素片，每片0.25mg，每次0.25～0.5mg，每日3次，饭后口服，或从小剂量开始，逐渐加量，一疗程总量一般在240mg。

（2）斑蝥酸钠针剂，每支7mg，每次7mg、14mg或21mg，隔天1次，静脉滴注，15～20次一疗程。

（3）复方斑蝥丸，全斑蝥9～16个，去头、足、翅、胸甲及尾，置于去核大枣内，炭火焙至红黄色，研细与黄芪、白术、当归等中药辅型剂混匀，炼蜜制成16丸。每次半丸，每日早晚各1次，以白糖为引口服，每服2天，休息1天。

王桂琦等发现斑蝥酸钠对人食管癌细胞系Eca109细胞的生长有明显的抑制作用，使细胞分裂阻滞于G2+M期，并诱导恶性肿瘤细胞凋亡。

不良反应：对消化道和泌尿道有轻度刺激作用。

（四）蟾蜍

从蟾蜍科动物一中华大蟾蜍全皮中提取的华蟾素，对多种动物移植性恶性肿瘤有一定抑制作用。

制剂和用法：

华蟾素注射液：①每支 2mL（含生药 1g），每次 4mL，每日 2 次。肌内注射。1～2个月一疗程。②每支 10mL（含生药 5g），每次 10～20mL 加入 5% 葡萄糖注射液 500mL 中静脉滴注，每日 1 次，30 天一疗程。

对食管癌等胃肠道恶性肿瘤有一定临床疗效。王明武（1986 年）治疗食管贲门癌 19 例，有效率 21%。冯慧等观察华蟾素注射液辅助西妥昔单抗交替化疗对胸段食管癌淋巴结转移患者疗效确切，39 例患者有效率为 69.23%，1 年、2 年、3 年生存率分别为 79.49%（31/39）、56.41%（23/39）、46.15%（19/39），并且能显著提高患者的生活质量，安全性高。

不良反应：对肝、肾、心及骨髓功能无明显影响。仅有少数患者有短暂体温波动，局部刺激及轻度消化道反应。

（五）柘木

柘木又名桑、奴柘，系桑科植物的柘树，根、茎、叶入药，主要成分为黄酮类、生物碱、酚、B－谷甾醇及有机酸等，实验证明对 L_{II}、EC、$S1_{180}$、U_{27} 等细胞株有抑制作用。体外实验对食管癌细胞株有细胞毒作用。

制剂和用法：柘木糖浆每次含生药 60～120g，每日 3 次，2～3 个月一疗程。

疗效：对食管癌有明显缓解症状的作用。

不良反应：偶见个别患者稀便或次数增多等。

（六）攀枝花

攀枝花制剂系用枝花的根、皮制成，实验证明对小鼠前胃癌及 S_{180} 有一定抑制作用。

制剂和用法：攀枝花制剂，每次含生药 166g，每日 3 次，6 个月一疗程。

疗效：刘太永等（1983 年）治疗食管癌 29 例，治后症状消失 19 例，症状减轻 2 例。X 线食管钡餐造影检查病变缩小。

不良反应：少数患者服药后有胃部烧灼感及反酸等。

（七）中药 494

中药 494 系担子菌多糖体，有一定抗肿瘤活性。

制剂和用法：中药494冲剂每次含生药25g，每日2次，连服14天一疗程。

疗效：侯波等（1987年）用494冲剂，术前治疗食管癌65例，用药后症状基本稳定，未见恶性肿瘤缩小，手术切除58例，病理检查发现癌组织生长尖端退化，间质及癌旁淋巴结反应显著。

不良反应：无明显不良反应。

二、复方中成药

（一）注射复方制剂

1. 复方苦参注射液

主要成分：苦参、白土苓。主要作用：清热利湿，凉血解毒，散结止痛。张建传等联合放疗治疗食管癌45例，CR率达57.8%，$CD8^+$细胞明显下降，$CD4^+/CD8^+$明显上升，能明显提高食管癌近期疗效、增强患者细胞免疫、降低放射性肺损伤的发生。

2. 参芪扶正注射液

主要成分：党参、黄芪。主要作用：益气扶正。侯激流等观察参芪扶正注射液对食管癌同步放化疗的减毒增效作用，37例患者近期总有效率、1年生存率、2年生存率分别为94.59%、91.89%、81.08%，具有辐射防护和减毒增效作用，可提高患者生活质量。

3. 康莱特注射液

主要成分：注射用薏苡仁油。主要作用：益气养阴，消癥散结。罗智辉等用康莱特注射液治疗晚期食管癌患者21例，结果显示疼痛缓解率为88.9%，90.5%的患者体重稳定或增加，90.5%的患者生活质量评分增加。

4. 参麦注射液

主要成分：红参、麦冬。主要作用：益气固脱，养阴生津，生脉。李东辉等观察参麦注射液在食管癌放疗增敏中的作用，有效率（CR+PR）为96%，可以起到放疗增敏，提高疗效的作用。

5. 艾迪注射液

主要成分：斑蝥、人参、黄芪、刺五加。主要作用：清热解毒，消瘀散结。王强等观察艾迪注射液联合化疗治疗晚期食管癌疗效观察，结果显示21例患者CR 11

例、PR 9 例、SD 1 例、PD 0 例，总缓解率为95.24%。

（二）口服复方制剂

1. 平消片

主要成分：郁金、马钱子粉、仙鹤草、五灵脂、白矾、硝石、制干漆、麸炒枳壳。主要作用：为理血剂，具有活血化瘀、散结消肿、解毒止痛之功效。用于毒瘀内结所致的恶性肿瘤患者，本品具有缓解症状、缩小瘤体、提高机体免疫力、延长患者生存时间的作用。刘荣华等联合放疗治疗食管癌53例，随访率为94.3%，1、3、5年生存率分别为49.0%、32.1%和18.9%，对改善临床症状，减少放疗反应，缩小瘤体，抑制癌生长，延长生存期有一定的作用。

2. 复方竹叶石膏颗粒

主要成分：竹叶、生石膏、人参、麦冬、生薏苡仁、莪术、冬凌草、白花蛇舌草、半枝莲。王丽娟等用于防治放射性食管炎60例，能够有效降低2级及以上放射性食管炎发生率、推迟食管炎发生时间，缩短持续时间，有效缓解吞咽困难、口干咽干、恶心呕吐等症状，维持体重，作用优于康复新液，安全性佳，可作为预防性药物在放疗全程服用。

3. 回生口服液

主要成分：益母草、红花、花椒炭、制水蛭、当归、苏木、醋炙三棱、两头尖、川芎、降香、醋炙香附、人参、高良姜、姜黄、醋炙没药、炒苦杏仁、大黄、紫苏子、盐炒小茴香、桃仁、醋炙五灵脂、虻虫、鳖甲、丁香、醋炙延胡索、白芍、蒲黄炭、醋炙乳香、煅干漆、吴茱萸（甘草水炙）、阿魏、肉桂、炙艾叶、熟地黄。主要作用：消癥化瘀。李志玖等治疗晚期食管癌30例，CR 8 例、PR 15 例、SD 6 例、PD 1 例，总有效率为76.7%，1年生存率为85.7%。止痛药用量减少≥50%、KPS改善≥20分、体量增加≥7%。

4. 复方守宫散

主要成分：人参、三七、何首乌、守宫、没药、梅花。苏丽等观察复方守宫散联合放疗对中晚期食管癌患者T细胞亚群和白介素（IL-2）表达的影响，结果显示：复方守宫散不仅可调节、提高中晚期食管癌放疗患者的免疫功能，亦可减轻放疗对机体免疫功能的损害。

5. 西黄丸

主要成分：牛黄或体外培育牛黄、麝香或人工麝香、醋制乳香、醋制没药。主要作用：清热解毒，消肿散结。周妍妍等治疗中晚期食管癌患者35例，CR 0例、PR 24例、SD 7例、PD 4例，总有效率为68.57%。张宁等观察西黄胶囊（由牛黄、麝香、乳香和没药组成）辅助放化疗治疗中晚期食管癌患者54例的疗效及不良反应，结果表明西黄胶囊对中晚期食管癌患者生存质量起促进作用，同时可缓解患者吞咽困难程度，降低急性放射性食管炎的发生率并延缓其发生时间，可作为中晚期食管癌患者放化疗同期治疗的良好辅助用药。

6. 复方斑蝥胶囊

主要成分：斑蝥、人参、黄芪、刺五加、三棱、半枝莲、莪术、山茱萸、女贞子、熊胆粉、甘草。黄晓奇等探讨复方斑蝥胶囊联合雷替曲塞治疗晚期食管癌的临床疗效及安全性。结果显示，对照组和治疗组的有效率分别为30.00%、57.50%（$P<0.05$）；治疗组迟发性腹泻、恶心呕吐、中性粒细胞减少、血小板减少、贫血、肝肾功能异常的不良反应发生率明显低于对照组（$P<0.05$）；随访发现对照组第2年和第3年的生存率分别为17.50%、5.00%，治疗组患者第2年和第3年的生存率分别为37.50%、20.00%，两组生存率比较差异具有统计学意义（$P<0.05$）。结论：复方斑蝥胶囊联合雷替曲塞治疗晚期食管癌具有较好的临床疗效，可改善患者的生活质量，降低不良反应率，延长患者生存期，具有一定的临床推广应用价值。

7. 参芪片

主要成分：根据古代名方补中益气汤，以人参、黄芪、天麻、当归、熟地黄、泽泻等11味中药组方，以现代科学技术方法提炼制成的片剂。周小宁等观察参芪片联合PC方案治疗晚期食管癌的临床疗效和毒副作用。结果表明治疗组毒副作用减轻，生活质量综合指数KPS评分较前增加80%。结论：参芪片可配合用于晚期食管癌患者化疗以改善症状，提高生活质量。

8. 复方皂矾丸

主要成分：皂矾、西洋参、海马、肉桂、大枣、核桃仁。柯珂等观察复方皂矾丸对晚期食管癌同步放化疗患者骨髓抑制的保护作用。结果表明治疗后治疗组白细胞、中性粒细胞、血小板下降程度均明显低于对照组（$P<0.05$），且血红蛋白较治疗前无明显下降（$P>0.05$），对照组则较治疗前明显下降（$P<0.05$）；治疗后对

照组 QLQ - C30（V3.0）量表评分较治疗前明显降低（$P<0.05$），而治疗组较治疗前无明显降低（$P>0.05$），两组比较差异有统计学意义（$P<0.05$）。结论：晚期食管癌同步放化疗患者联合应用复方皂矾丸对骨髓抑制有明显保护作用，且可有效改善生活质量水平，值得推广应用。

9. 河南省中医院食管癌专病制剂

河南省中医院食管癌研究团队，于1992年以来根据郑玉玲教授长期临床治疗食管癌的经验，研究多种中成药制剂用于食管癌的治疗，经长期临床验证，在控制食管癌局部病灶、改善临床症状、提高生活质量，延长生存期方面具有较好的疗效。

（1）豆根管食通口服液。主要成分：山豆根、急性子、郁金等。用于治疗中医辨证为痰瘀互结证型的食管癌。本药多用于中期食管癌，能明显改善患者吞咽梗噎、胸骨后闷胀感等症状，缩小或稳定恶性肿瘤病灶。

（2）地黄管食通口服液。主要成分：熟地黄、怀山药、三七、半夏等。本药多用于晚期食管癌，治疗中医辨证为肝肾阴虚，顽痰痼血证型的食管癌。

（3）通道化噎丸。主要成分：黄药子、沉香、制南星等。此丸属于含化剂，用于治疗中医辨证为痰瘀互结证型的食管癌。

第三节　食管癌中医外治法研究

中医外治与内治相对而言，即运用非口服药物的方法，通过刺激经络、穴位、皮肤、黏膜肌肉等以达到防病治病的目的，是一种传统的医学疗法。《内经》中有很多记载，如针、涂、浴、蒸、熨等多种外治方法；《伤寒杂病论》中外治法有了较大的发展，创立了多种药物外治法，如洗涤法、烟熏法、药敷法、坐药法、纳药鼻中法、药烙法等，是张仲景治疗疾病的重要手段之一。其后众多医学典籍《肘后备急方》《千金要方》《儒门事亲》等均对外治有大量记载。清代吴师机在外科专著《理瀹骈文》中曰："外治之理即内治之理，外治之药即内治之药，所异者法耳，医理药性无二，而法则神奇变化。"他主张用外治法通治内、外诸病，将中药外治灵活辨证地运用于各内科病的治疗中，为完善中医外治法理论作出了重大贡献。

中医外治法历史悠久，以局部和管道给药，具有使药物直达病所，疗效迅速；给药途径多，使用方法多，应用范围广，能弥补内治不足；价格低廉，使用方便、安全、毒副作用小等特点。患者及其家属容易接受，是一种值得推广和研究的传统医疗方法。中医外治法对于食管癌的治疗，主要作用体现在以下几个方面：①增加放、化疗的疗效；②缓解放、化疗的毒副作用，如恶心、呕吐等上消化道反应；③延长带瘤生存率；④减轻癌性疼痛，改善患者生活质量；⑤改善食管癌患者术后肠道功能。

一、药物外治法

1. 蓝天丸局部含化（河南省中医院经验）

每剂含麝香 1g，硇砂 3g，蜈蚣 2 条，制马钱子 2g，皂角刺 2g，血竭 4g，沉香 5g，冰片 4g 等，蜂蜜适量，研为粉末，调制而成。本品具有祛腐生肌、解毒散结的功效，临床改善食管癌梗阻、吞咽困难效果明显。吞咽困难症状改善总有效率可达 85. 0% 。

2. 通道散缓慢吞服

硼砂、硇砂、冰片、人工牛黄、玉枢丹等共研细末并调成糊状，每次适量，徐徐吞服。其功效开膈降逆，适用于食管癌合并溃疡，水肿而饮食难咽的患者。服药后患者可涌吐大量黏痰而使食管腔开启，有助于顺利进食。

3. 金仙膏（又名开郁消积膏）外敷或选穴外贴

本品是由苍术、白术、川乌、生半夏、生大黄、生五灵脂、延胡索、枳实、当归、黄芩、巴豆仁、莪术、三棱、连翘、防风、芫花、大戟等百余种中药制成的药膏，按病情分次摊于纸上，外敷病处或选穴外贴。功效：开胸膈，进饮食，化痰消痞，升降阴阳，流通气血。

4. 参三七、象贝、郁金各 10g，川黄连 5g

上药研末，加蜂蜜适量制成如枣核大丸，置口中噙化，每日 4 ~ 5 次，每次 1 丸，用以治疗食管癌吞咽困难。

5. 蛤粉 30g，柿霜 15g，硼砂 9g，硇砂 6g，青黛 45g，白糖 60g

上药研末，每次 0. 9 ~ 1. 5g 含化。用以治疗食管癌梗阻。

6. 阿魏膏

先用狗皮膏 1 张熨开，摊阿魏粉满薄一层，外敷膻中穴，2 日换一次药。用于食管癌晚期。

7. 摩擦法方药

蜣螂1个，贝母9g，青黛6g，玄明粉6g，木香3g，沉香3g，朱砂3g，牛黄1.5g。诸药为末，以万年青捣汁加陈酒和团擦胸部，每日数次，治食管癌、贲门癌疼痛。

8. 火麻仁、郁李仁各15g，桃仁10g，当归15g，黄芪30g，半枝莲15g，白花蛇舌草15g

上药水煎，制成等渗、等温溶液。先用pH试纸试验，防止过酸。将过滤药液放入输注瓶内，接导尿管，插入肛门约25cm，胶布固定，调整滴数以无便意为度。用于治疗晚期食管癌、贲门癌完全梗阻，汤水不入，同时有大便秘结者。

9. 丁香、肉桂、高良姜、枳实等

上药取研磨成粉状，加入适量黄酒调和成糊状，敷于肚脐部（神阙穴），并用敷料覆盖。每日1次，一次贴敷5~8小时，通过药物渗入达到调畅气机的效果。

10. 莱菔子烫熨腹部

将中药莱菔子1000g，放在铁锅里炒热至65℃后，放置于布袋内，护士协助患者充分暴露腹部（冬天注意保暖，并注意保护患者隐私），然后把布袋置于患者的中脘处，顺时针方向沿脐周旋转反复烫熨至腹部皮肤发红。

11. 如意金黄散（河南省中医院经验）

主要药物成分：大黄、黄柏、姜黄、白芷、生天南星、陈皮、麸炒苍术、姜厚朴、天花粉、甘草、冰片，每剂含等量5g，研为粉末，蜂蜜、白酒适量，调制而成，外敷。本品具有清热解毒、消肿止痛的功效。对于食管癌放疗后所致的局部灼热以及浅表淋巴结转移所导致的癌性疼痛可采用穴位贴敷，具有较好的疗效。

二、针刺疗法

针刺治疗可以调节全身气血经脉、疏通经络、调和阴阳。《千金翼方》云："凡病皆由血气壅滞，不得宣通。针以开导之。"《灵枢·根结》云："用针之要，在于知调阴与阳，调阴与阳……使神内藏。"现代医家结合现代技术缓解食管癌吞咽困难等不适症状，以及改善术后肠道功能方面取得较好疗效。

（一）中华中医药学会食管癌中医诊疗指南（2008版）

主穴：天鼎、天突、膻中、上脘、内关、足三里、膈俞、合谷。

配穴：病灶在颈段者加扶突、气舍、风门等，在中段者加气户、俞府、承满、肺俞、心俞等，在下段者加期门、不容、承满、梁门等，胸骨后痛配华盖，背痛配外关、后溪，进食困难或滴水不进重刺内关，食管内出血配尺泽、列缺、曲泽，痰多灸大椎、中府、中魁，针风门、肺俞、列缺、合谷。

以上均采用毫针针刺，平补平泻，每天1次。

（二）中医内科常见病诊疗指南·中医病证部分（2008版）

1. 体针

痰气交阻者，取穴期门、太冲、阳陵泉、支沟、中脘、丰隆，针用平补平泻法；气虚阳微者，取穴气海、命门、肾俞、足三里、脾俞、胃俞、膻中，针用补法加灸。

2. 耳针

取穴神门、胃、食道、膈，针刺双侧，毫针中等强度刺激。适用于各证噎膈之轻证。

3. 选食管、膈、交感、神门（均取双侧）

留针5分钟，每日1次，7天为一疗程，用以治疗食管癌梗阻、汤水难入。

三、拔火罐法

拔火罐法是一种以罐为工具，利用抽气、燃火等方法产生负压并吸附于体表的中医疗法，可起到行气活血、舒筋通络、祛风散寒、消肿镇痛等功效。拔火罐法在癌痛治疗方面具有较好的疗效。中医认为癌痛病机实证“不通则痛”，虚证“不荣则痛”，气滞血瘀、经络不通是癌性疼痛的主要发病因素。可以根据癌痛部位的不同选取相应俞募穴、夹脊穴施以拔罐术。食管癌痛取膻中、胸3～7夹脊穴；骨转移癌痛取肾俞、大杼、腰1～5夹脊穴，或取阿是穴。胸痛取胸痛点相对应的后背正中线上2或3指处拔罐；背痛取痛点及痛点上2或3指正中线处为穴。浦鲁言等发现拔火罐法可明显缓解食管癌患者化疗、放疗、术后出现的胸背疼痛。黄智芬等将60例癌痛患者随机分成2组，治疗组总缓解率及平均止痛持续时间为66.7%和5.06小时，对照组为43.3%和3.65小时，治疗组止痛时间优于对照组。

四、穴位按摩法

穴位按摩以经络腧穴学说为理论基础，以按摩为施治手段进而达到防病治病的目的。穴位按摩可以改善食管癌患者局部症状，调节肠道功能，在临床中应用也较为广泛。

便秘是肿瘤患者化疗后常见的并发症之一，会使肿瘤患者生活质量下降、影响临床治疗效果。有学者认为，经络穴位和气血运行与排便密切相关，通过穴位按摩刺激可使经络畅通、气血运行顺畅。

魏刚等报道通过按摩治疗食管癌患者9例，所有患者吞咽困难均有不同程度缓解，总有效率达到100%：采用病变局部取穴及远端辨证取穴为原则，按摩食管走行部位、体表穴位如颊车、廉泉、人迎、天突等，上肢穴位如双侧合谷、内关、列缺等，下肢穴位如太冲、足三里、阴陵泉、太溪、三阴交等，以及两胁、中脘、神阙、关元、背俞穴等共治疗9例食管癌患者，均有疗效。

穴位按摩疗法用于治疗食管癌术后胃肠道功能的恢复，防治腹胀、便秘，疗效较好。何淑平按摩中脘、气海、足三里、天枢，可减轻术后食管癌患者的腹胀程度，缩短术后肠鸣音的恢复时间和第一次排气、排便时间，加速胃肠道功能的恢复。

五、艾灸疗法

灸法是在中医学理论指导下，作用于经络、腧穴的治疗方法。它起源于原始社会石器时代，发展于春秋、战国、秦汉时期。《灵枢·官能》把灸疗作为一个重要内容进行了系统介绍，强调“针所不为，灸之所宜”，提出灸疗的适应证包括外感、内伤、脏病、寒热病、痈疽、癫狂等，强调灸疗的作用具有起陷下、补阴阳、逐寒邪、通经脉、舒气血等多个方面。《灵枢·背腧》还提道“以火补者，毋吹其火，须自灭也；以火泻者，疾吹其火，传其艾，须其火灭也”的补泻之法，同时，还指出了艾灸的禁忌证：阴阳俱不足或阴阳俱盛者、阳盛亢热及息积等。《伤寒论》中涉及灸法的有十二条之多，且重点论述了灸法的禁忌证和某些疾病的灸治方法。灸疗宜于三阴经病，或于少阴病初起，禁忌证为太阳表证、阳实热盛、阴虚发热等证。

灸法治疗恶性肿瘤历史悠久，早在《内经》中就有灸法治疗癥瘕积聚的记载，《外台秘要》第23卷已有千金灸治疗瘰疬的方法，并说隔蒜灸适于“一切瘰疬在颈上”。《外科证治全书》有黄蜡灸治疗翻花疮（皮肤癌）的记载，“按溃疮日久，臭烂色黑，翻花起缸及不痛顽疮溃烂，用黄蜡拔毒最妙”。明代张景岳认为：“大结大滞者，最不易散，必欲散之，非借火力不能速也，所以极宜用灸。”《针灸大成》曰：“吏部观政李邃麓公，胃旁一痞块如覆杯，形体羸瘦，药勿愈……详取块中，用以盘针之法，更灸食仓，中脘而愈。”

灸法应用范围较为广泛，并不局限于寒证。通过艾火的热力及药性，透过体表腧穴渗入进入体内，到达诸经，渗入筋骨、脏腑乃至全身，起到祛除邪气、整体调节、治疗疾病的目的。

（一）现代研究

付立萍等对术后食管癌患者进行艾灸调理，近可改善患者症状，远期进而提高患者生活质量，提高生存率。许梦娜等研究发现雷火灸能改善食管癌患者临床症状，改善疼痛程度、疲劳程度，增强患者食欲，提高睡眠质量等生存质量，减轻放疗后副作用，并且灸法治疗无明显毒副作用，安全有效，值得推广。

（二）督灸（河南省中医院经验）

“督灸”是由崇桂琴创立并命名的外治法，从传统铺灸创新发展而来。其先驱当属东晋的葛洪，他在《肘后备急方》中记载隔蒜、隔盐、隔椒、隔面等多种隔物灸法。督灸最初为治疗强直性脊柱炎而兴起，以“治在骨上”“药熨”、隔物灸法、发泡灸法为理论基础，形成了独具特色的灸法。根据督脉的循行及作用，后期的应用范围逐渐扩大，如今已被应用于多种疾病的治疗。杭州罗诗荣主任用铺灸疗法治疗类风湿性关节炎；何天有教授编撰了《何氏铺灸治百病》，运用药物铺灸疗法治疗临床内、外、妇、儿等急、慢性疾病。

督灸直接作用于“督脉”，治疗直达病所，且配伍运用经络、腧穴、药物、艾灸综合治疗手段达到温肾壮阳、通督散结、行气活血、祛湿止痛的功效。督脉位于人体后正中线上，古人称之为“阳脉之海”。脉如其名，就如同汪洋大海，汇聚了全身经脉的阳气，并把这些阳气输送、布散到全身体表的肌肤腠理之处，发挥温煦机体，抵御外邪的功能。督灸作用于督脉上，通过督脉的综合作用激发协调诸经，可以起到运行气血、平衡阴阳、抗御病邪、调整虚实的功效；运用中医的配伍技巧，将经络、腧穴、药物、艾灸的综合作用融为一体，可以充分发挥督灸温肾壮阳、行气破瘀、拔毒散结、祛寒利湿、通督止痛的功效。督灸的治疗优势有三：第一，普通灸法是对准孔穴进行的，作用在“点”上，而督灸是以督脉循行处为中心进行铺灸，以穴区为主，面积大，覆盖广；第二，督灸在治疗过程中辅助中药粉末，减少了中药对胃肠道的刺激作用，发挥药效与灸疗的双重疗效，有利于脏腑阴阳恢复平衡；第三，保持了传统灸法的特点，又在其基础上发展创新。

在前期临床观察中，已证实督灸具有防治骨髓抑制的作用。督灸是河南省中医院肿瘤科常用的中医特色治疗方法之一，临床运用有明显提高恶性肿瘤患者机体免疫力、改善化疗后骨髓抑制、提高生活质量的疗效，适用于食管癌患者手术后、放化疗体质虚弱，阴阳失调，白细胞低下、贫血、血小板减少的患者。具体操作流程：

（1）患者取俯卧位，将背部暴露在外，余用被单盖好，将脊柱（督脉所在位置）及两侧各15cm皮肤充分消毒；

（2）取督灸粉（丁香10g，沉香10g，肉桂20g）铺于患者背部脊柱段上；将备好的桑皮纸平放于督脉上，后将治疗巾铺于桑皮纸上；

（3）将2.5kg生姜切成丁，滤去姜汁，把碎姜平铺于治疗巾上，摆成长度与患者脊柱相当，宽、高约15cm的梯形姜带；

（4）备好的艾绒均匀放置于姜带上；

（5）将艾绒点燃施灸，约90分钟，注意保暖；

（6）移去生姜及艾灰。用毛巾将背部擦拭干净，嘱患者多饮开水。

督灸操作的注意事项：在督灸操作过程中，需注意：患者取舒适的体位，做好取穴标记，不偏离穴位和脉向，姜墙要成型不能松散，姜墙上的艾炷一定是橄榄形，而且要首尾相连，全程监控（施灸中点燃的艾炷脱落可导致烧伤，所以施灸过程中要严密观察，灸前嘱咐患者不动或少动，活动之前要告知操作者防止意外发生）。督灸后要饮食清淡，忌食肥甘厚腻之品，如各种肉类；忌海鲜、酒水、香菜、辣椒等发物；忌冷饮、吹空调、吹风扇等；24小时内禁洗冷水澡，注意保暖。

中医外治疗法历经数千年的发展、应用和积淀，是传统中医药疗法的重要组成部分，拓宽了恶性肿瘤的治疗思路，让人们从传统的中药内服法中走出来，通过敷贴、涂擦、针刺、灸疗等方法增强恶性肿瘤的治疗效果，同时也弥补了诸多西医治疗恶性肿瘤手段的不足，成为不可或缺的治疗手段。食管癌属危重痼疾，应综合措施，内治、外治兼施，诸法合用，增进疗效。近年来，中医外治法在治疗食管癌方面已取得了很大的进展，但任重而道远。在今后的研究中，应与时俱进，运用现代科技手段与传统中医外治相结合，从而更好地提高临床疗效。另外，食管癌中医外治法临床观察病例数偏少，缺乏大样本、多中心的随机对照研究。因此，临床中还需不断完善、发展现有的中医外治理论、开展更多临床研究，以期中医在治疗食管癌的过程中发挥更大的优势与作用。

第三章　食管癌中西医结合治疗研究

目前我国对食管癌的治疗多采用中西医结合的方法。早期食管癌主要以手术切除为主，不能手术或者手术难度大的早、中、晚期食管癌，放疗和化疗是主要治疗方法，少部分采用了联合分子靶向治疗、免疫治疗、支架治疗等治疗措施。既往的临床实践及多项研究证明，手术及放化疗等治疗手段既有其各自独特的优势，也有其明显的并发症及不良反应，如手术对身体气血功能的损伤及并发症，化疗的消化道反应及骨髓抑制，放疗对局部组织的损伤及对机体气血津液的伤害等。这些不良反应一方面给患者带来额外的身心痛苦，伤及机体的正气和免疫功能，另一方面也成为限制其疗效发挥的重要因素。近年来，中医中药在治疗、减轻这些不良反应方面取得了显著的效果，得到了大多数临床医师和患者的认可，更加丰富了中西医结合治疗食管癌的内涵，在减轻患者痛苦，提高患者生存质量，延长生存期等方面作用显著，提高了食管癌的综合治疗效果。

第一节　食管癌手术与中医结合治疗研究

一、食管癌手术介绍

1913 年 Torek 首次报道成功切除下段食管癌，是食管癌外科手术治疗的突破性标志。1940 年我国吴英恺教授首例食管癌手术的成功，为我国食管癌外科奠定了基石。目前常用的术式包括：①经左胸食管癌切除，胸内或颈部吻合；②经右胸食管癌切除胸内或颈部吻合；③非开胸，经腹、颈二切口的经膈肌裂孔食管钝性剥脱术和食管内翻拔脱术。20 世纪 80 年代末，内镜外科兴起，占据食管癌外科重要地位，1994 年 Peracchia 首次提出微创食管手术概念，微创外科手术逐渐兴起。21 世纪以来，内镜技术的发展引领了食管癌外科新方向，内镜黏膜切除术（EMR）为早期食管黏膜内癌、原位癌和重度不典型增生提供了新的治疗途径，在食管癌外科中同样占有重要地位。随着外科技术的提高，食管恶性肿瘤的手术切除率从 50% 上升至 90% 以上，术后的 5 年生存率达到 50%。早期食管癌根治术后 1、3、5 年生存率为 100%、97.92%、95.83%。但外科手术也存在弊端，临床食管癌患者近 70% 为局部晚期（T3、T4或N1），单一手术只能作为姑息治疗，很难取得满意的远期效果，且术后有80%的患者死于复发转移；另外，术后因手术部位的整体性遭到破坏，极易引发术后肺炎、胃食管反流、吻合口瘘等系列并发症。简言之，手术仍然是早期和部分中期食管癌的主要治疗手段，可提高早期食管癌的治愈率，但是围手术期并发症，术后后遗症等亟待解决。中医药在促进术后机体功能恢复，减少手术并发症，治疗后遗症等方面已取得了确切的疗效，有很多的思路和方法可供临床学习参考。

二、中西医结合围手术期治疗

（一）辨证分型论治与围手术期结合

手术在切除食管癌病灶的同时，也导致了气血、脾胃损伤及胃肠功能的紊乱，表现为腹胀、纳呆、贫血等症状。围手术期食管癌为本虚标实证，其病机以气血两虚为本，气滞、痰浊、湿热为标，病位主要责之脾胃，治则当以扶正为主、祛邪为辅，以健脾益气、滋阴养血、理气通腑为其基本治法，甘草、白术和茯苓是核心药物。经方如四君子汤、承气汤、香砂六君子汤、二陈汤等是临床常用方药。文献报道，术前将患者进行中医分型，并开始服中药煎剂，具体为阳气虚型（补气助阳用补中益气汤加减：人参12g，当归12g，陈皮12g，升麻12g，柴胡12g，白术12g，肉桂12g，半夏12g，砂仁12g，枸杞子12g，黄芪20g，附子10g）；阴虚型（滋阴生津用沙参麦冬汤加减：沙参12g，麦冬12g，玉竹12g，桑叶12g，天花粉12g，白扁豆12g，生地黄12g，甘草6g）；痰湿型（健脾利湿用二陈汤加减：半夏12g，陈皮12g，茯苓12g，苍术12g，厚朴12g，砂仁12g，白术12g，藿香12g，薏苡仁15g，猪苓15g）；血瘀型（活血化瘀用桃红饮加减：桃仁12g，红花12g，川芎12g，当归12g，威灵仙12g，三棱12g，莪术12g，郁金12g，丹参15g），每天1剂，连用5～7天，进食特别困难者输注液体及营养剂；术后第1天从十二指肠营养管灌注中药，待肠鸣音恢复后加用营养剂。这种分型治疗可以促进消化功能恢复、增加术后体重、改善以及提高机体免疫功能，而且简单好用。

食管癌多为正气虚而邪气盛，直接用扶正祛邪的方药适合于大多数患者。文献中有用扶正解毒冲剂（生黄芪30g，生地黄30g，金银花15g，黄连6g，麦冬20g，玄参10g，陈皮10g，鸡内金10g，生山楂10g，竹茹10g，枸杞子15g，女贞子20g等）用于食管癌术后患者，结果患者T细胞亚群、术后一般状况、术后消化道反应、排便时间等都优于不用中药者，而且简便、经济，无严重并发症。另外，通过对食管恶性肿瘤术后的患者经鼻十二指肠营养管施用中药大黄、枳实缓解手术创伤引起的急性炎性反应：一方面促进了胃肠功能恢复；另一方面也有助于肠内营养的顺利使用。

（二）中医外治法参与围手术期治疗

中医外治法如穴位贴敷、温灸疗法、中药足浴、针灸、按摩等已大量应用于中医院外科病房和门诊，在围手术期治疗中发挥了一定的作用。食管癌术后仍可以采用四肢部位和部分腹部的穴位贴敷、温灸疗法、轻触按摩等促进患者康复。刘惊涛等临床研究发现通过中医外治法（中药穴位贴敷、中药足浴、莱菔子烫熨腹部等），能有效促进食管癌术后患者肠蠕动的恢复，预防术后腹胀的发生，改善食管癌术后胃肠功能，与西医学结合疗效更加突出。

三、中西医结合治疗吻合口瘘

随着胸部恶性肿瘤手术水平的提高，吻合口瘘在食管癌的手术过程中尚不能绝对避免。吻合口瘘的患者常表现为发热、营养不良、腹胀腹痛等症状，中医表现为气血两虚、脾胃虚弱、气滞毒蕴、邪热内结等证型。中医药治疗主要采用益气养血、健脾和胃、祛瘀生血、排毒生肌、清热解毒等方法；常用药物包括黄芪、当归、人参（或党参）、桔梗、白及、三七粉、茯苓、猪苓、白术、半枝莲、白花蛇舌草、鱼腥草、川芎、薏苡仁、浙贝母、延胡索、九香虫、炮山甲等，合并感染发热者加柴胡、青蒿、地骨皮等，合并腹胀者加大腹皮、枳实、厚朴、大黄等。需要注意的是用药过程中一定要加大黄芪、当归、白及用量。用好中医药可以促进机体气血功能恢复，患处新肉易生，有利于促进疮口收敛、愈合。20 世纪 90 年代即有外科医家应用白及、升丹配合外科换药或抗炎等方法治疗胸内吻合口瘘，取得满意效果。其他文献报道，若吻合口瘘患者合并脓胸显著，给予黄芪 20g，党参 30g，白芍 10g，当归 10g，白术 10g，川芎 10g，茯苓 10g，皂角刺 10g，蒲公英 15g，桔梗 10g，甘草 10g 等复方；若量少或无脓液时，则给予黄芪 30g，党参 20g，白芍 10g，当归 10g，熟地黄 10g，茯苓 10g，白术 10g，川芎 10g，远志 10g，枸杞子 10g，陈皮 10g，大枣 10g 等复方。痰多胸闷患者加瓜蒌仁 15g，葶苈子 9g；咳嗽加半夏 9g，杏仁 10g；胸痛加郁金 9g；郁结热毒者加半枝莲 20g，鱼腥草 20g。用法：上述药物分别水煎取汁，沿患者空肠造瘘管注入，每次 120mL，每天 4 次，连续治疗 15 天。该方案使治疗组吻合口瘘愈合时间、进食时间、平均住院时间缩短，降低了其他并发症的发生，显著优于未用中药的对照组。

四、中西医结合治疗食管癌术后反流性食管炎

正常食管由于存在括约肌，具有抗反流作用。但手术治疗后，食管受到一定的损伤，破坏了抗反流作用，导致患者出现反流性食管炎。反流性食管炎主要表现为反酸、烧心、恶心、呕吐、纳差、食少等症，身体平卧时症状加重。中医学认为其病因病机为胃腑损伤导致胃失和降、脾气虚弱及肝胆枢机不利，若原有肝胆脾胃疾病则更易发生且不易恢复。在治疗方面，外国学者普遍认为需要结合生活方式的改变与药物进行联合治疗，治疗药物主要为胃动力药和质子泵抑制剂，主要作用是促进食管蠕动，增强食管的清除能力，加快胃排空速度，减少胃酸分泌，降低反流现象的发生率，修复损伤黏膜。中医药治疗此种反流性食管炎有明显疗效，其治疗方法包括和胃降逆、益气健脾、敛肌生血、疏肝利胆、益气养阴等；临床常用方剂有半夏泻心汤、平胃散、四君子汤、逍遥散、柴胡疏肝散、金铃子散、沙参麦门冬汤、保和丸等。临床上有“保胃气”和“存津液”之思路，药用太子参、麦冬、法半夏、陈皮、佛手、海螵蛸、川楝子、黄连、吴茱萸、炙甘草等寒热并用、调肝泄热，结合西药多潘立酮、奥美拉唑等，总有效率和症状缓解时间都优于单纯西药组。部分学者用清肝调胃法进行论治（煅瓦楞子 30g，太子参 15g，海螵蛸 15g，麦冬、佛手、法半夏、川楝子、陈皮各 10g，黄连 6g，炙甘草 3g，吴茱萸 4g 等加减，水煎服），结合多潘立酮、奥美拉唑口服，也取得了类似的效果。

五、中西医结合治疗食管癌术后胃肠功能紊乱

胃肠功能紊乱是食管癌术后主要的并发症之一。其发生与患者年龄、术前梗阻的病程、手术时间、颈部吻合或经右胸翻身三切口等手术方式以及患者术后紧张忧虑的精神状态等多方面均密切相关。腹泻是食管癌术后胃肠道功能紊乱的常见症状：一方面，其发生主要与手术切断迷走神经有关——失去迷走神经的支配使胃产生异位起动点，导致胃肠蠕动异常加快，影响食物的消化吸收；另一方面，食管癌术后胃排空的明显延迟，胃酸分泌的减少，血清胃泌素水平的升高，术后胆汁分泌的减

少，胆囊排空的障碍，胃胆排空的不同步，均可致脂肪吸收障碍和腹泻。腹泻主要表现为大便次数增多，便质溏稀，或完谷不化，偶伴腹痛，喜温喜按，属于中医学“泄泻”的范畴，多为本虚标实之证。治疗上须标本兼顾，分别从脾、肝、肾论治，法以健脾补肾、疏肝行气为主。有专家认为脾肾同治应为治疗食管癌术后泄泻的基本法则，考虑到“久泻亦可伤阴”而适当加用补阴药物，同时注意攻补兼施，将“噎膈”“泄泻”两者的病证特点融会贯通，两病同治，疗效更加突出。

临床应对胃肠功能紊乱应以预防为主，防治结合。紊乱一旦出现，往往还并发感染、电解质紊乱、低蛋白血症等其他并发症，给患者带来更多的痛苦，也为治疗带来困难。在实践中鼻饲中药“温阳补气运脾汤”（枳实6g，白术15g，当归12g，玄明粉6g，泽泻6g，干姜9g，桂枝6g，牛蒡子10g，草果10g，炙甘草4g，青皮10g，制厚朴9g，煨葛根9g，紫苏梗10g），鼻饲经验方（鸡内金20g，生山楂20g，广木香12g，砂仁9g，人参10g，白术10g，茯苓10g，甘草6g，水煎服），用于食管癌术后的患者，可以促进胃肠功能尽早复苏，有效纠正胃功能紊乱和防止肠道功能衰竭，从而达到改善消化道内环境目的。用足三里封闭、针灸疗法联合大承气汤加味［大黄15g（后下），芒硝15g（冲入），枳壳15g，赤芍15g，厚朴15g，陈皮15g，金银花20g，蒲公英20g，炒莱菔子15g］胃管或十二指肠营养管注入，结合营养支持等治疗方法，也可明显纠正食管癌术后功能性胃排空障碍，促进术后的恢复。此外，应用中药结合艾灸、保留灌肠等方法，在食管癌术后患者胃肠功能的恢复中也取得了良好的效果。

六、食管癌手术后中医辨证分型研究进展

目前食管癌的最佳治疗方案仍然是手术切除，随着微创医疗技术的发展和完善，以及外科医师操作技能的提高，食管癌的外科手术尤其是微创外科已得到发展。如内镜下切除、机器人辅助微创食管切除术（RAMIE），T1a 食管癌可通过内镜切除单独治疗，内镜治疗浅表性食管腺癌患者94%可获得完全缓解，5年生存率为98%。光动力疗法（PDT）是一种治疗癌症的选择，可诱导光化学反应，从而消除恶性肿瘤细胞。这是通过施用光敏剂药物实现的，该光敏剂药物定位到恶性肿瘤后用激光激活，用于治疗浅表食管鳞状细胞癌（ESCC），属于内镜消融疗法。内镜不仅局限于诊断，也为早期食管癌和癌前病变提供治疗，亦可以处理与食管癌相关的并发症，

特别是术后并发症。RAMIE 后患者短期生活质量较好，降低肺部损伤，减少肺部并发症，减少入院在 ICU 的天数。

手术治疗属“攻邪”的一种治疗手段，属侵入性操作，对患者的身体状况具有较大的影响，术后如反流性食管炎、功能性胸胃排空障碍、术后呼吸道感染等并发症的发生，给患者的术后恢复带来了负面影响，严重影响患者生活质量。特别是病程较长，正气消耗较大的患者。中医药对本病的治疗具有改善临床症状、增效减毒、提高患者免疫力及生活质量等优势。但目前临床对食管癌手术治疗后缺乏统一的辨证分型标准，且现有《食管癌中医诊疗指南》的分型难以适应临床食管癌术后分型的需求。

（一）文献研究

食管癌手术切除病灶之后，食管局部的病理因素得以清除，即局部的痰、瘀、毒等得以剔除，水谷之道得以通畅，脾之运化功能亦逐渐恢复，然胃之受纳与和降功能恢复相对缓慢，因为食管癌的手术易损伤脾胃。中医学认为脾胃为后天之本，脾气虚弱无力推动而发生气机阻滞，气滞则血行不利致血瘀；脾为生痰之源，脾气虚弱则运化无权，水谷精微输布失常聚为痰饮，同时，气机阻滞升降功能失常，气不行水，水液停聚体内也可为痰饮。回顾性研究中医辨证论治对食管癌术后复发转移的影响，具体将食管癌术后患者分为脾胃气虚证、胃阴亏虚证、脾肾阳虚证，兼气郁、痰浊、血瘀、郁热。脾胃气虚证用四君子汤加减，常用药物为党参、茯苓、白术、半夏、甘草、陈皮、薏苡仁、三七、白及等；胃阴亏虚证用沙参麦冬汤加减，常用药物为北沙参、石斛、麦冬、生地黄、玉竹等；脾肾阳虚证常用补气运脾汤加减，常用药物为黄芪、党参、白术、茯苓、益智仁、当归、生姜等，阳虚明显者加附子、肉桂等。可根据患者临床症状进行加减。研究结果显示脾胃气虚证的患者复发转移率最高，胃阴亏虚证患者无病生存时间最长。持续服用中药患者的中位无病生存时间为 60 个月，间断服用中药患者的中位无病生存时间为 33 个月，未服用中药患者的中位无病生存时间为 16 个月。三者之间具有显著的差异。结果表明常服用中药可能有助于延长无病生存时间，延缓食管癌术后的复发转移。

临床通过对术后患者证型分析及用药规律统计，发现利水渗湿药、活血化瘀药、化痰止咳平喘药及止血药运用最高，术后为预防出血，在活血化瘀同时多佐以止血药。现代药理研究也发现化痰祛瘀药物可抑制恶性肿瘤细胞再生，减少恶性肿瘤周围炎症性分泌物。不同中医分型用药不同，痰气交阻证高频用药为茯苓、白术、浙贝母、砂仁、薏苡仁，配以理气药（陈皮、厚朴）、止痛药（徐长卿、延胡索）等。瘀血内结证高频用药为鸡血藤、香附、桃仁、川芎、枸杞子，气行则血行，配伍理气药（陈皮、木香），配以少量的温阳药（肉豆蔻、补骨脂）等以助气血。津亏热结证高频用药为北沙参、玉竹、麦冬、小蓟、蒲公英，配以活血药（丹参、川芎）及清热药（金银花、黄连）。气虚阳微证高频用药为党参、茯苓、炙甘草、延胡索、黄芪，配以健脾胃药物（莲子、白扁豆）及补肝肾药（麦冬、生地黄）。高频药对多出自经典方，痰气交阻型高频药对茯苓－白术取自白术茯苓散；热结津亏证中高频药对北沙参－贝母取自启膈散；瘀血内结证中香附－桃仁破血祛瘀兼疏肝理气，行气以助行血。气虚阳微证中党参－黄芪取自补中益气汤。临床选方在开郁化痰祛湿的同时兼顾了胃气，以平和调补为主要治则。

（二）采用德尔菲法对食管癌手术后中医辨证分型的研究

现有《食管癌中医诊疗指南》的分型，难以适应临床食管癌术后分型的需求。郑玉玲教授课题组参照现有《食管癌中医诊疗指南》，并在对文献进行充分检索的基础上结合长期临床观察及对食管癌病因病机的深入研究，认为食管癌手术切除肿瘤的同时，会直接损伤食管，间接损伤脾胃，造成中焦升降失序，气血亏虚等。基于此，课题组提出食管癌手术后中医辨证分型，采用德尔菲法研究方法在全国范围内组织专家进行了问卷调查，对食管癌手术后中医辨证新体系指标进行评价，明确其中医证候分型及辨证要点。

据此，郑玉玲教授带领团队采用国际通行的德尔菲法广泛征求同行专家意见，对假说进行验证，创制了电子问卷，于 2020 年 4 月 6 日、2020 年 4 月 26 日进行了两轮肿瘤临床专家问卷，参加问卷的 62 位专家来自中国 18 个省，有较好的地域代表性。专家的遴选主要来自中华中医药学会肿瘤分会、中国中西医结合学会肿瘤专业委员会，均为全国三甲医院长期从事中医或中西医结合肿瘤科专家，男女比例为 3∶1；学会常委以上占 92.5%；本科及以上学历达 98.4%；均具有副高以上职称，临床经验丰富并有一定知名度，有一定的权威性。

按照最常见/完全认可（3 分）、常见/部分认可（2 分）、少见/不确定（1 分）、未见过/不认可（0 分）分别给予意见。如果专家们认为问卷内容不能全面反映临床意见，尚需补充其他的项目，则可在每个证候调查的最后一栏中发表意见。

统计方法采用SPSS 21.0进行统计学分析。用专家积极系数评价专家对量表的积极程度。计算均数（$\overline{X}$）、等级和（S）、不重要百分比（R）评价其重要程度；计算变异系数（CV）评价专家对单个指标意见的协调程度及一致性。

两轮专家调查表均以电子问卷形式发放，两轮调查各回收专家调查问卷62份，回收率均为100%，专家积极系数为100%，专家积极系数高。

1. 脾胃虚弱、胃气上逆证

由表3-1可见，除第一轮大便不调的R为0.02（<0.5），余指标R值均为0。其中第一轮问卷调查中食管癌手术后出现脾胃虚弱、胃气上逆证的辨证要点主要包括11个指标，$\overline{X}$介于2.03～2.56，S介于126～159，专家意见集中程度较高；从专家意见的协调程度来看，其余指标CV值波动于19.86%～34.72%，提示专家意见较一致；专家补充“有噎气感”的症状条目纳入下一轮专家问卷中。第二轮问卷调查中脾胃虚弱、胃气上逆证的辨证要点各项指标$\overline{X}$介于2.00～2.68，S介于124～166，专家意见集中程度较高；从专家意见的协调程度来看，此12项指标的CV值波动于20.03%～35.06%，提示专家意见较一致。

表3-1　脾胃虚弱、胃气上逆证辨证要点分析

症状	第一轮				第二轮			
	$\overline{X}$	S	R	CV（%）	$\overline{X}$	S	R	CV（%）
进食不顺但已无梗噎	2.56	159	0.00	20.73	2.68	166	0.00	20.03
嗳气、吞酸	2.53	157	0.00	19.86	2.47	153	0.00	21.66
时吐黏液或上泛食物	2.52	156	0.00	20.02	2.50	155	0.00	21.42
进食量减少	2.42	150	0.00	26.51	2.48	154	0.00	23.89
进食后胸腹满闷不适	2.32	144	0.00	24.37	2.39	148	0.00	25.56
有噎气感	—	—	—	—	2.39	148	0.00	24.41
大便不调	2.03	126	0.00	34.72	2.00	124	0.00	35.06
面色苍白	2.05	127	0.02	24.43	2.06	128	0.00	34.94
乏力少气	2.35	146	0.00	23.17	2.42	150	0.00	23.13
舌质淡	2.40	149	0.00	27.83	2.37	147	0.00	25.60
苔薄白或少苔	2.29	142	0.00	28.94	2.32	144	0.00	25.59
脉沉细无力	2.31	143	0.00	20.73	2.48	154	0.00	22.75

2. 脾胃虚弱、气血亏虚证

由表3-2可见，除第一轮动则喘息的 R 为0.02（<0.5），余指标 R 值均为0。其中第一轮问卷调查中食管癌化疗后出现脾胃虚弱、气血亏虚证的辨证要点主要包括11个指标，$\overline{X}$ 介于2.08~2.76，S 介于129~171，专家意见集中程度较高；从专家意见的协调程度来看，CV 值波动于16.98%~33.80%，提示专家意见较一致；故全部指标进入第二轮问卷，第二轮问卷调查中脾胃虚弱、气血亏虚证的辨证要点主要包括11个指标，$\overline{X}$ 介于2.13~2.76，S 介于132~171，专家意见集中程度较高；从专家意见的协调程度来看，CV 值波动于16.98%~30.05%，提示专家意见较一致。

表3-2 脾胃虚弱、气血亏虚证辨证要点分析

症状	第一轮				第二轮			
	$\overline{X}$	S	R	CV（%）	$\overline{X}$	S	R	CV（%）
面色苍白或萎黄	2.76	171	0.00	16.98	2.74	170	0.00	17.39
神疲乏力	2.74	170	0.00	17.39	2.76	171	0.00	16.98
少气懒言	2.65	164	0.00	19.48	2.69	167	0.00	19.70
动则喘息	2.18	135	0.02	33.80	2.18	135	0.00	29.43
食欲不振	2.45	152	0.00	20.46	2.58	160	0.00	20.51
进食量减少	2.44	151	0.00	21.83	2.50	155	0.00	21.42
时有上泛	2.26	140	0.00	23.97	2.35	146	0.00	25.61
大便稀溏或不调	2.08	129	0.00	23.51	2.13	132	0.00	30.05
舌质淡	2.42	150	0.00	25.43	2.53	157	0.00	23.41
苔薄白或少苔	2.34	145	0.00	24.41	2.45	152	0.00	21.76
脉沉细无力	2.45	152	0.00	21.76	2.74	170	0.00	17.39

3. 专家论证会

将前两轮统计结果汇总后由15位权威专家提出具体修改及补充意见，为专家论证会奠定基础。专家会议论证上，与会专家针对食管癌手术后中医证候与其诊断指标进行了充分的交流与研讨，对两轮德尔菲法调查结果进行了总结与修订，最终达成统一意见，确定了食管癌手术后中医证候与其诊断指标。见表3-3。

表 3-3　食管癌手术后中医辨证分型表

证型	症状
脾胃虚弱、胃气上逆证	嗳气、吞酸，时吐黏液或上泛食物，进食不顺但已无梗噎，进食量减少，进食后胸腹满闷不适，面色苍白，乏力少气，有噎气感，大便不调，舌质淡，苔薄白或少苔，脉沉细无力
脾胃虚弱、气血亏虚证	面色苍白或萎黄，神疲乏力，少气懒言，动则喘息，食欲不振，进食量减少，时有上泛，大便稀溏或不调，舌质淡，苔薄白或少苔，脉沉细无力

经过两轮调查，了解来自全国 18 个省的 62 位肿瘤临床专家对食管癌手术后中医辨证分型的认可度。对食管癌手术后中医证候分型的诊断指标基本达成了肿瘤专家的共识，为进一步构建食管癌手术后科学客观、可操作性强的中医辨证体系提供量化依据及技术资料。食管癌手术后中医辨证分型的统一，有利于临床手术干预后食管癌中医辨证论治的诊疗。

第二节　食管癌化疗与中医结合治疗研究

一、食管癌化疗介绍

食管癌化疗开始于 20 世纪 50 年代，20 世纪 70 年代以单药化疗为主，近现代以来，越来越多的证据表明联合化疗的疗效优于单药化疗，化疗重心也转向联合化疗。临床常用的化疗药物有 5 - 氟尿嘧啶、甲氨蝶呤、紫杉醇、长春地辛、丙脒腙、长春瑞滨、多西他赛、吉西他滨、伊立替康等，其中氟尿嘧啶及其衍生物、铂类药物、紫杉醇类药物是应用最为广泛的联合方案。化疗可贯穿于食管癌各种治疗方式的全过程，包括围手术期化疗、同步放化疗、术后辅助治疗、非转移性食管癌的化疗、转移及复发（远处转移和局部复发）食管癌的化疗等，可延长患者生存时间，提高患者临床受益率，在中晚期食管癌的治疗中占据重要地位。但不可否认的是化疗对于食管癌存在敏感性差、耐药快的缺点，还有明显的毒副作用，如消化道反应、骨髓抑制、神经毒性、心脏毒性、肝肾功能损伤、脱发等。我国早在 20 世纪六七十年代开始，就有中西医结合治疗肿瘤疾病的研究，1975 年河南省医学科学研究所岳邦仪报道了食管癌中西医结合治疗的研究，结果发现，较单纯化疗和中药治疗，化疗联合中药可以明显减轻化疗毒性，提高治疗效果。现代研究已经证实，中医药与化疗结合可以提高疾病的临床缓解率、减轻各种副作用、促进机体功能恢复，具有协同增效作用。

二、中药复方与化疗结合

马纯政用化痰散瘀（主药为姜半夏、威灵仙、黄药子、桃仁、瓜蒌、胆南星、茯苓、郁金）联合全身化疗治疗食管鳞癌，结果显示中西医结合组在临床缓解率、稳定率、中医症状积分、KPS 积分、骨髓抑制程度等方面都优于对照组（单纯化疗组），显示了中西医结合的优势。张璐等用益气通络解毒方（旋覆花 12g，代赭石 15g，大枣 10g，党参 15g，石见穿 15g，冬凌草 30g，桃仁 10g，土鳖虫 10g，蜈蚣 3g，全蝎 6g，生姜 10g，制半夏 12g，炙甘草 10g）联合 TP 方案化疗治疗痰气交阻型中晚期食管癌 78 例，在中医证候积分、有效率、毒副作用等方面优于对照组，显示了该方具有增效减毒作用。杨茜雯等在对食道通结方辅助化疗治疗中晚期食管癌临床疗效的研究中发现，TC（紫杉醇、卡铂）方案联合食道通结方（党参 15g，枳实 15g，壁虎 9g，急性子 15g，石见穿 30g，制南星 15g，煨诃子 15g，以软坚散结、理气化痰）治疗的 35 例患者，3 年生存率（48.6% 和 25.0%，$P<0.05$）、中医证候疗效总有效率（80.0% 和 58.3%，$P<0.05$）、行为状况总有效率（71.4% 和 41.7%，$P<0.05$），证明该联合疗法可以改善临床症状，减轻毒副作用，提高生活质量，改善机体的免疫功能。蔡霄月等在 TP 方案化疗的基础上，加服食道通结颗粒（药物组成：党参、急性子、壁虎、石见穿、制南星、诃子、枸橘）研究中西医结合疗法对Ⅱb ~ Ⅲc 期食管鳞癌根治术后无病生存期的影响，结果如下：中药联合化疗组和单纯化疗组患者的中位 DFS 分别为 34.6 个月、23.2 个月（$P<0.05$）；中药联合化疗组 1 年、2 年、3 年的无病生存率分别为 76.5%、58.0%、42.2%，单纯化疗组 1 年、2 年、3 年的无病生存率分别为 72.7%、45.4%、32.4%；是否联合中药治疗是影响Ⅱb – Ⅲc 期食管鳞癌根治术后患者 DFS 的独立预后因素。

虎及散（壁虎、白及、人参、黄芪、血竭、瓦楞子等）联合常规化疗，优势也表现在提高完全缓解率、机体免疫功能及生存质量，降低毒副作用上。刘士霞用 DLF 方案化疗联合中药复方（太子参、炙黄芪、生地黄、熟地黄各 15g，黄药子、陈皮、赤芍、白芍、桃仁、急性子、姜半夏、制南星各 10g）治疗中晚期食管癌患者44例，CR率、中位生存期及毒副作用（消化道反应、骨髓抑制、肝肾毒性等）都优于对照组。王福林等以通幽汤加减并配合化疗（5－FU＋DDP）治疗中、晚期食管癌54例，药用黄芪、太子参、生地黄、熟地黄、当归、黄药子、陈皮、赤芍、白芍、桃仁、急性子、姜半夏、炙南星，每日1剂，水煎服，2个月为1个疗程，3个疗程结束后评价。结果试验组近期客观疗效完全缓解（CR）12例、部分缓解（PR）33例、稳定（SD）5例、进展（PD）4例、总有效率83.3%，中位有效期11个月，中位生存期22个月，疗效显著优于单纯化疗组。

三、中成药与化疗结合

郑玉玲、王新杰用豆根管食通口服液（院内制剂）联合化疗治疗食管癌观察其临床疗效，结果发现联合治疗（中药加替加氟片）能显著改善食管癌患者的一般状况和症状体征，提高患者的生活质量，减轻其临床症状，并发现这些变化可能与血清IL－6、IL－10水平有关。刘怀民、郑玉玲等用华蟾素注射液（解毒清热类抗癌药）联合NP方案化疗治疗Ⅲ～Ⅳ期食管癌患者，结果联合治疗组在有效率、生存质量和化疗不良反应方面都优于对照组。

四、中医辨证施治结合化疗

20世纪90年代，动脉灌注化疗引入国内，同期也进行了联合中药的相关研究，临床研究证明，该方法联合中医学“辨证论治”可以明显提高晚期食管癌患者的临床缓解率和长期生存率。贾敏用中药辨证施治联合标准化疗方案（40例）对照单纯化疗（40例）治疗晚期食管癌，探讨中西医结合治疗食管癌的疗效，结果从有效率（57.5%和42.5%）和稳定率（92.5%和80.0%）方面，治疗组均优于对照组（$P<0.05$），显示了中西医结合治疗晚期食管癌的优势，值得临床推广应用。

五、食管癌化疗后中医辨证分型的研究进展

早期手术是治疗食管癌的最佳选择，但由于许多食管癌患者确诊时已处于晚期，错过手术时机，而其他疗法如放化疗、免疫治疗等便成为重要治疗方案。食管癌在化疗时容易产生耐受，且常常伴有消化系统、肝肾功能等一系列毒副作用，治疗后

易出现诸多变证，针对食管癌化疗后的证候，目前尚无统一的中医辨证分型，不利于临床食管癌的中医药辨证治疗。

（一）文献研究

化疗为食管癌最广泛的治疗手段，据大量临床研究表明，化疗对于疾病的控制具有较为显著的效果，但是化疗药物会对患者产生剧烈的毒副作用，严重影响了患者的耐受能力和生活质量，预后状况不是很理想。因此，临床需要采用中医药配合进行辅助治疗，以达到早期使用干预治疗、提高患者生活质量及延长患者生存期的目的。化疗药物对晚期食管癌中医证候、证型变化的影响，将直接影响疾病发生发展、预后。因此，临床探究化疗药物对晚期食管癌患者中医证候、证型变化的影响，阐明食管癌病因病机、证候证型分布与变化规律，为明确中医药配合化疗的最佳时机、疾病预后提供重要理论基础，做到中西医结合指导临床治疗。文献报道，对晚期食管癌患者接受紫杉醇脂质体联合奈达铂化疗前后中医证候及证型变化进行深入细致地研究发现，化疗前中医证候以痰浊证、气滞证、血瘀证等实性证候为主，占比分别为 24. 07%、22. 2%、16. 67%，而虚性证候占比较小；证型以痰气互阻证、血瘀痰滞证为主，占比分别为 48. 15%、37. 04%，而阴虚内热证、气虚阳微证占比较少；化疗后第 8 天，气虚、血虚等虚证比例开始逐渐上升，而痰浊证、气滞证、血瘀证、寒湿证等实性证候比例开始逐渐下降，占比最大的是痰浊证 20. 37%，其次是血虚证 18. 5%。证型变化中痰气互阻证、血瘀痰滞证减少，阴虚内热证、气虚阳微证增加，占比最大的是痰气互阻证和气虚阳微证，占比均为 29. 63%；在化疗后 21 天结束时，患者中医证候变化为以阳虚、气虚、血虚为主要证型，分别占 22. 2%、20. 37%、20. 37%，而痰浊证、气滞证、血瘀证、寒湿证等实证证候则占比很小。证型变化方面，气虚阳微证和阴虚内热证为主要证型，分别占 48. 15%、38. 8%，痰气互阻证、血瘀痰滞证较前明显减少，分别占 7. 41%、5. 56%。化疗作为外邪作用于人体后在抑制恶性肿瘤的同时会戕噬人体正气，损耗气血，伤及脾肾，不仅表现在证候证型的变化，也呈现在骨髓抑制和消化道反应方面。中医药早期干预治疗时应在化疗过程中注意攻补兼施，补益脾肾，固护正气。

食管癌是由于外邪、七情六欲、饮食不节、脏腑功能失调等多种病因综合作用导致的阴阳失调，治疗提倡以扶正结合辨证论治、综合治疗。化疗药物均属于“火热毒邪”，常耗损机体气阴、损伤脾胃，影响气血生化，在治疗上强调清热补气凉血。观察组扶正升血煎剂（鸡血藤 20g，枸杞子 15g，女贞子 15g，何首乌 15g，山茱萸 15g，黄芩 15g，太子参 12g，大枣 12g，菟丝子 10g，杜仲 10g，补骨脂 10g，墨旱莲 10g，五味子 10g，生地黄 8g，龟甲胶 5g 等）用于患者化疗过程的辅助治疗，具有固本扶正、益气养血、滋补肝肾、清热解毒之效。观察组各种不良反应情况明显低于对照组；观察组患者 2 年生存率明显高于对照组。结果扶正升血煎剂能明显提高患者治疗疗效，改善患者生活质量及提高患者的预后生存率，降低患者机体内各种炎症因子，并且扶正升血煎剂无明显毒副作用，值得在临床上推广使用。

（二）采用德尔菲法对食管癌化疗后中医辨证分型的研究

郑玉玲教授课题组在对文献进行充分检索的基础上结合长期临床观察及对食管癌病因病机的深入研究，提出食管癌是一个从局部影响到全身的过程，是“由实致虚”的过程，是由“腑”引发“脏”病变的过程，也是一个从量变到质变的过程。中医学认为化疗属“药毒”，化疗药物直接进入血液后，在治疗恶性肿瘤的同时，也直接损伤五脏六腑，导致脏腑失调、正气损伤。且由于临床化疗药物品种不同、患者体质差异，故临床化疗后出现变证，需要对食管癌化疗后的证候重新进行中医辨证分型。

基于此，提出食管癌化疗后中医证候分型及其辨证要点的假说，采用德尔菲法研究方法进行该假说验证。郑玉玲教授带领团队采用国际通行的德尔菲法广泛征求同行专家意见，对假说进行验证，创制了电子问卷，于 2020 年 4 月 6 日、2022 年 4 月 26 日进行了两轮肿瘤临床专家问卷，并根据前期文献挖掘与临床病例回顾性分析的结果，郑玉玲教授课题组提出食管癌化疗后各证候的辨证要点（主要症状）条目，应用均数、变异系数、等级和不重要百分比，观察专家意见集中程度与协调程度，各证型调查结果如下。

1. 肝脾不和、胃气上逆证

由表 3－4 可见，两轮问卷调查中 R 值均为 0，其中第一轮问卷调查中食管癌化疗后出现肝脾不和、胃气上逆证的辨证要点主要包括 13 个指标，各项指标 $\overline{X}$ 介于 1.90～2.52，S 介于 118～156，专家意见集中程度高；从专家意见的协调程度来看，CV 值波动于 21.28%～37.71%，提示专家意见较一致。第一轮问卷中专家补充“舌苔中心发黑、单纯弦脉”的症状条目纳入下一轮专家问卷中。第二轮问卷调查中肝脾不和、胃气上逆证的辨证要点主要包括 15 个指标，其中除舌苔中心发黑外，其余指标 $\overline{X}$ 介于 1.63 ~ 2.52，S 介于 101 ~ 156，专家意见集中程度较高；舌苔中心发黑 $\overline{X}$ 为 1.48 < 1.5（每项条目赋值最高为 3，$\overline{X}$ 小于最高赋值 50%），S 值为 92（S 总分为 186，S 小于总分 50%），由统计数据分析提示这项指标重要性较低，作为删除条目。从专家意见的协调程度来看，CV 值波动于 20.02% ~ 41.94%，提示专家意见一致。

表 3 – 4　肝脾不和、胃气上逆证辨证要点分析

症状	第一轮				第二轮			
	$\overline{X}$	S	R	CV（%）	$\overline{X}$	S	R	CV（%）
面色晦暗	2.18	135	0.00	31.69	2.37	147	0.00	25.60
心烦急躁	2.13	132	0.00	35.56	2.35	146	0.00	25.61
恶心呕吐	2.34	145	0.00	27.85	2.48	154	0.00	24.98
胃脘饱胀	2.45	152	0.00	22.98	2.52	156	0.00	20.02
食欲不振	2.52	156	0.00	21.28	2.48	154	0.00	22.75
大便不调	2.11	131	0.00	27.24	2.11	131	0.00	28.56
舌体胖大	1.90	118	0.00	37.71	2.02	125	0.00	35.35
舌淡	2.05	127	0.00	31.16	2.06	128	0.00	27.56
舌淡红	2.15	133	0.00	30.25	2.16	134	0.00	29.26
舌苔薄白	2.00	124	0.00	30.03	2.18	135	0.00	29.43
舌苔厚腻	1.92	119	0.00	31.71	2.05	127	0.00	29.88
脉沉弦	2.05	127	0.00	31.16	2.29	142	0.00	26.68
脉沉	2.00	124	0.00	35.06	1.97	122	0.00	33.14
舌苔中心发黑	—	—	—	—	1.40	87	0.00	47.34
单纯弦脉	—	—	—	—	1.63	101	0.00	41.94

2. 脾肾阳虚、胃失和降证

由表 3 – 5 可见，两轮问卷调查中 R 值均为 0，其中第一轮问卷调查中食管癌化疗后出现脾肾阳虚、胃失和降证的辨证要点主要包括 16 个指标，各项指标 $\overline{X}$ 介于

1.84～2.61，S介于114～162，专家意见集中程度较高；从专家意见的协调程度来看，CV值波动于21.11%～40.83%，提示专家意见较一致；第二轮问卷调查脾肾阳虚、胃失和降证的辨证要点各项指标$\overline{X}$介于1.85～2.65，S介于115～164，专家意见集中程度较高；从专家意见的协调程度来看，此16项指标的CV值波动于19.48%～38.86%，且较第一轮有所降低，提示专家意见一致。

表3－5　脾肾阳虚、胃失和降证辨证要点分析

症状	第一轮				第二轮			
	$\overline{X}$	S	R	CV（%）	$\overline{X}$	S	R	CV（%）
面色苍白	2.35	146	0.00	28.87	2.21	137	0.00	30.81
面色㿠白	2.53	157	0.00	21.11	2.48	154	0.00	26.02
神疲乏力	2.61	162	0.00	24.36	2.65	164	0.00	19.48
气短懒言	2.48	154	0.00	28.92	2.47	153	0.00	24.02
手足不温	2.53	157	0.00	24.48	2.56	159	0.00	24.07
畏寒怕冷	2.47	153	0.00	26.17	2.42	150	0.00	26.51
食欲不振	2.40	149	0.00	23.17	2.42	150	0.00	21.88
时吐涎沫	2.42	150	0.00	25.43	2.37	147	0.00	26.71
大便不调	2.10	130	0.00	25.49	2.16	134	0.00	29.26
大便稀溏	2.13	132	0.00	30.05	2.27	141	0.00	25.39
舌质淡白	2.35	146	0.00	23.19	2.34	145	0.00	26.76
舌体淡胖	2.34	145	0.00	25.61	2.35	146	0.00	25.61
苔少	1.84	114	0.00	40.83	1.85	115	0.00	38.86
苔白腻	2.13	132	0.00	28.82	2.27	141	0.00	25.39
脉沉无力	2.21	137	0.00	24.77	2.44	151	0.00	21.83
脉沉迟	2.15	133	0.00	31.41	2.19	136	0.00	29.58

3. 气血亏虚、脾胃虚弱证

由表3－6可见，两轮问卷调查中R值均为0，其中第一轮问卷调查中食管癌化疗后出现气血亏虚、脾胃虚弱证的辨证要点主要包括13个指标，其中$\overline{X}$介于

1.87~2.74，S 介于 116~170，专家意见集中程度较高；从专家意见的协调程度来看，CV 值波动于 16.09%~34.19%，提示专家意见较一致；第一轮问卷中专家补充“舌苔厚腻”的症状条目纳入下一轮专家问卷中。第二轮问卷调查气血亏虚、脾胃虚弱证的辨证要点指标 $\overline{X}$ 介于 1.84~2.76，S 介于 114~171，专家意见集中程度较高；从专家意见的协调程度来看，CV 值波动于 18.20%~40.83%，提示专家意见较一致。

表 3-6　气血亏虚、脾胃虚弱证辨证要点分析

症状	第一轮				第二轮			
	$\overline{X}$	S	R	CV（%）	$\overline{X}$	S	R	CV（%）
面色萎黄不泽	2.74	170	0.00	16.09	2.76	171	0.00	18.20
神疲乏力	2.71	168	0.00	16.89	2.66	165	0.00	19.18
气短懒言	2.60	161	0.00	21.45	2.63	163	0.00	19.76
动则出汗	2.23	138	0.00	28.67	2.18	135	0.00	30.58
食欲不振	2.53	157	0.00	22.29	2.55	158	0.00	22.10
食后腹部饱胀	2.40	149	0.00	23.17	2.34	145	0.00	23.15
大便不调	2.10	130	0.00	26.91	2.18	135	0.00	29.43
大便稀溏	1.98	123	0.00	30.94	2.08	129	0.00	29.25
舌质淡白	2.47	153	0.00	22.87	2.48	154	0.00	26.02
苔少	1.87	116	0.00	34.19	1.92	119	0.00	38.09
舌苔薄白	2.26	140	0.00	23.97	2.26	140	0.00	27.70
舌苔厚腻	—	—	—	—	1.84	114	0.00	40.83
脉沉细	2.21	137	0.00	23.38	2.21	137	0.00	24.77
脉沉细无力	2.35	146	0.00	26.74	2.37	147	0.00	26.71

4. 肝肾阴虚、虚热扰心证

由表 3-7 可见，两轮问卷调查中 R 值均为 0，其中第一轮问卷调查中食管癌化疗后出现肝肾阴虚、虚热扰心证的辨证要点主要包括 15 个指标，其中 $\overline{X}$ 介于 1.98~2.53，S 介于 123~157，专家意见集中程度较高；从专家意见的协调程度来看，CV 值波动于 21.83% ~35.92%，提示专家意见较一致；第二轮问卷调查肝肾阴虚、虚热扰心证的辨证要点指标 $\overline{X}$ 介于 1.94 ~2.61，S 介于 120 ~162，专家意见集中程度较高；从专家意见的协调程度来看，CV 值波动于 21.20% ~32.92%，且较第一轮有所降低，提示专家意见较一致。

表 3-7 肝肾阴虚、虚热扰心证辨证要点分析

症状	第一轮				第二轮			
	$\overline{X}$	S	R	CV（%）	$\overline{X}$	S	R	CV（%）
面色潮红	2.37	147	0.00	29.81	2.34	145	0.00	28.91
神疲乏力	2.39	148	0.00	28.74	2.45	152	0.00	25.24
气短懒言	2.21	137	0.00	30.81	2.21	137	0.00	32.92
口干咽燥	2.53	157	0.00	23.41	2.61	162	0.00	21.20
食欲不振	2.32	144	0.00	25.59	2.35	146	0.00	26.74
心烦失眠	2.44	151	0.00	21.83	2.47	153	0.00	24.02
腰膝酸软	2.24	139	0.00	28.77	2.35	146	0.00	27.83
头晕耳鸣	2.15	133	0.00	27.80	2.23	138	0.00	30.89
盗汗	2.18	135	0.00	30.58	2.19	136	0.00	32.85
舌质红	2.48	154	0.00	22.75	2.50	155	0.00	21.42
苔少	2.37	147	0.00	24.43	2.40	149	0.00	21.91
无苔	1.98	123	0.00	35.92	1.94	120	0.00	32.23
苔有裂纹	2.15	133	0.00	29.05	2.16	134	0.00	29.26
脉沉细数	2.26	140	0.00	27.70	2.39	148	0.00	23.20
脉沉细无力	2.13	132	0.00	32.37	2.13	132	0.00	26.19

5. 专家会议论证

将前两轮统计结果汇总后由 15 位权威专家对共识初稿提出具体修改及补充意见，为专家论证会奠定基础。与会专家针对食管癌化疗后中医证候分型及其辨证要点进行了充分的交流与研讨，对两轮 Delphi 法调查结果进行了总结与修订，最终达成统一结论，确定了食管癌化疗后中医证候分型及其辨证要点。见表 3-8。

表 3-8　食管癌化疗后中医辨证分型表

证型	症状
肝脾不和、胃气上逆证	面色晦暗，心烦急躁，恶心呕吐，胃脘饱胀，食欲不振，大便不调，舌体胖大，舌淡，舌淡红，舌苔薄白，舌苔厚腻，脉沉弦，脉沉，单纯弦脉
脾肾阳虚、胃失和降证	面色苍白，面色㿠白，神疲乏力，气短懒言，手足不温，畏寒怕冷，食欲不振，时吐涎沫，大便不调，大便稀溏，舌质淡白，舌体淡胖，苔少，苔白腻，脉沉无力，脉沉迟
气血亏虚、脾胃虚弱证	面色萎黄不泽，神疲乏力，气短懒言，动则出汗，食欲不振，食后腹部饱胀，大便不调，大便稀溏，舌质淡白，苔少，舌苔薄白，舌苔厚腻，脉沉细，脉沉细无力
肝肾阴虚、虚热扰心证	面色潮红，神疲乏力，气短懒言，口干咽燥，食欲不振，心烦失眠，腰膝酸软，头晕耳鸣，盗汗，舌质红，苔少，无苔，苔有裂纹，脉沉细数，脉沉细无力

经过两轮调查，了解来自全国 18 个省，62 位肿瘤临床专家对食管癌化疗期间及化疗后中医辨证分型的认可度。对食管癌化疗期间及化疗后中医辨证分型的诊断指标基本达成了肿瘤专家的共识，总结出食管癌化疗后中医证候分型及其辨证要点，为后期的大样本临床流调与食管癌化疗后中医证候量表奠定基础，为临床食管癌化疗期间及化疗后中医辨证治疗提供理论参考。

第三节　食管癌放疗与中医结合治疗研究

一、食管癌放疗介绍

1895 年伦琴发现 X 线，1896 年居里夫妇发现镭，放射线的生物效应逐步得到认识。1899 年产生了第一例用放射治疗治愈的患者，1922 年在巴黎召开的国际肿瘤大会上 Coutard 及 Hautat 报告了放射治疗可治愈晚期喉癌，且无严重的合并症。1934 年 Coutard 发明了分割照射，一直沿用至今。20 世纪 30 年代建立了物理剂量——伦琴（r），50 年代制造出钴-60 远距离治疗机，放射治疗逐渐成为独立的学科，60 年代有了电子直线加速器，70 年代建立了镭疗的巴黎系统，80 年代发展了现代近距离治疗。近 10 年来开展了立体定向放射治疗，三维适形放射治疗，调强放疗等，放射治疗有了飞跃的发展。食管癌放射治疗主要包括食管癌体外放疗和腔内放疗，是目前食管癌主要的、有效的、安全的治疗手段之一，其适应证较宽：①早期或中期能手术而因内科疾病如心脏病、高血压等不能手术或不愿手术者；②对局部病期偏晚又没有淋巴结转移者，可采取先行术前放疗；③单一放射治疗；④姑息术后放射治疗，均给患者带来一定受益。但食管癌放疗又可引发放射性食管炎、气管反应、放射性肺炎等并发症，甚则引起食管穿孔、食管出血等危重证，中医药早期干预治疗，一定程度上可减轻放疗后不良反应，提高患者生活质量。

二、中医药与放疗结合

1971年，中国医学科学院日坛医院林县食管癌科研小分队与中医研究院（中国中医科学院前身）协作，开始了中西医结合防治食管癌放疗不良反应的研究（虽然当时还有人对中医中药能否起到作用持怀疑态度）。通过研究发现，食管癌腔内钴-60放疗主要引起了食管黏膜的炎症和溃疡；从中医证候、舌苔、脉象分析归纳，放疗的副作用主要是热、火、毒侵入机体引起患者的气血损伤、津液干枯和脾胃失调。针对这个主要矛盾，用具有清热解毒作用的金银花、连翘、山豆根、板蓝根、射干、黄连等解除火、热、毒邪；用滋阴泻火、生津润燥的生地黄、玄参、麦冬、石斛、天花粉、芦根等治疗津液亏损；用补气养血及健脾和胃的生黄芪、生地黄、茯苓、焦白术、焦三仙、薏苡仁等调节气血损伤和脾胃失调，从而增强了机体的抗病能力。在上述四大治疗原则的基础上，对患者的具体病情辨证论治，明显减轻了腔内放射治疗的不良反应。这也为以后中医药联合放疗的研究奠定了理论和实践基础。

随着放疗实践的逐步深入，放疗专家认为，放射性治疗食管癌后可引起的放射性炎症包括咽干舌燥、吞咽后胸骨疼痛、胸骨后紧缩感等。临床最常用的方法是滋阴养气、清热解毒，中药常用沙参、野菊花、黄芪、黄连、桔梗、银花等；若骨髓抑制，白细胞降低，血小板减少则加强补气养血作用，方用八珍汤、参芪十一味颗粒等；若消化道反应（恶心、呕吐、纳差）明显，则健脾养胃，用六君子汤，如党参、白术、陈皮、甘草等。但是在临床实践过程中中药处方往往包含治疗疾病和减轻毒性两大类，形成复方制剂，以达到减毒增效或协同增效的目的。如马纯政等将60例食管癌患者随机分为观察组和对照组各30例，观察组采用放疗加化痰散瘀中药（制半夏9g，桃仁15g，威灵仙30g，制南星9g，黄药子10g，川贝母10g，瓜蒌

15g，丹参9g，红花15g，茯苓15g，郁金15g，当归15g）治疗，对照组单纯放疗。结果观察组在降低症状积分、改善患者生活质量、提高瘤体稳定率、保护骨髓等方面都优于对照组。孙兆和以扶正祛瘀汤（党参、白术、茯苓、陈皮、炒谷芽、炒麦芽、补骨脂、女贞子、丹参、赤芍、川芎）配合放疗治疗食管癌30例，并以单纯放疗30例对照，结果两组近期完全缓解（CR）分别为23例、14例，部分缓解（PR）7例、15例，未缓解0例、1例；生存1年者分别为30例、15例，生存2年者15例、7例，两者相比差异有显著性。张秋霞用复方中药（土鳖虫、山豆根各6g，佛手10g，太子参、天花粉各15g，山药18g，半枝莲、白花蛇舌草各20g，威灵仙30g。随证加味）联合放疗治疗确诊食管癌的患者30例，总有效率达到90%，明显高于对照组（66.67%）。刘怀民用地黄管食通口服液治疗放疗后放射性食管炎80例，治愈率50%，总有效率75.5%。

李维贵等观察用同步放化疗加用中药（三联组）对照单纯放疗治疗中晚期食管癌的效果，每组各98例，常规放化疗，中药用十全大补汤加味：党参30g，茯苓12g，白术12g，甘草6g，当归10g，黄芪30g，川芎12g，莪术12g，薏苡仁30g，熟地黄15g，白花蛇舌草30g，半枝莲20g，山豆根30g，藤梨根30g，山慈菇12g，白芍12g，水煎服。结果在近期疗效（67.3%和53.1%）、生存率方面三联组明显优于对照组（$P<0.05$）。有专家认为，恶性肿瘤内乏氧细胞对射线的抵抗是引起放疗失败的重要原因之一。因此，要提高局部疗效，必须提高乏氧细胞的放射敏感性。三联组以扶正抗癌、活血化瘀、清热解毒、软坚散结为主。作用机制是抑制恶性肿瘤细胞的核分裂，特别是抑制有丝分裂，使癌细胞变性坏死；降低血液黏稠度，扩张血管改善微循环，从而改变瘤床供血，使局部血流量增多，提高瘤体内血氧浓度，减少了乏氧细胞的比例，对放射治疗起到增敏作用。

杜业勤等通过放疗前后对照研究探讨食管癌中医证型与机体免疫功能是否具有相关性，结果显示，食管癌患者在放射治疗前后中医辨证分型的分布和T淋巴细胞亚群及NK细胞水平皆产生了变化，提示放射线作为热毒之邪入侵人体后，外在中医证型表现和内在免疫功能都在变化。其中，特别是气虚阳微证型的食管癌患者在微观上的差异性更加显著。

徐海丽用同步放、化疗联合中药复方［全瓜蒌20g，莪术10g，威灵仙10g，厚朴10g，半夏15g，石见穿15g，白花蛇舌草20g，半枝莲15g，浙贝母12g，干蟾皮

6g，三七 6g（冲服），穿山甲 15g（先煎），茯苓 15g，白术 15g，党参 15g，甘草 5g］治疗晚期食管癌 42 例，有效率明显优于对照组（64.2% 和 52.3%），不仅显著提高了临床疗效，且可减少放、化疗所带来的毒副作用，从而改善患者的生活质量并延长其生命。徐跃峰用中药复方（半枝莲 20g，天花粉 15g，土鳖虫 6g，太子参 15g，佛手 10g，威灵仙 30g，白花蛇舌草 20g，山豆根 6g，山药 18g）加味联合放疗治疗失去手术机会的中晚期食管癌患者 35 例，疗效明显优于对照组（总有效率 85.7% 和 65.7%，$P<0.05$），且不良反应少，用药安全方便。

三、食管癌放疗后中医辨证分型的研究进展

目前放射治疗仍然是食管癌主要治疗手段，但在治疗过程中出现的患者难以忍受的放射性损伤往往迫使疗程中断或降低放射剂量，从而严重影响治疗效果，其中主要失败原因为局部未控或复发，占 75% ~96%。食管癌放疗可直接杀伤恶性肿瘤细胞，而中医药具有多靶点和多效性的特点，能通过细胞免疫调节食管癌炎性微环境，增强机体免疫功能、改善乏氧细胞存在、诱导恶性肿瘤细胞凋亡、抑制恶性肿瘤细胞的侵袭和转移。中医药对食管癌放射性损伤有其独特的优势，在提高患者对放疗的敏感性、减轻不良反应及放射性损伤、提高食管癌放疗患者生存质量、延长其生存期等方面均有体现。但现有《食管癌中医诊疗指南》的分型，难以适应食管癌放疗后中医辨证的需求，其采用放疗手段后出现的变证尚无规范标准的中医辨证要点。

（一）文献研究

中医肿瘤学将放射线归于“热邪火毒”的范围之内，如果火邪比湿邪弱，那么火邪与湿邪相互作用则会产生疾病，炼湿则会产生痰液，导致小剂量放射线无法将癌细胞消灭，最终使正常细胞演变为癌细胞；如果火邪强于湿邪，则会产生化湿灼痰之象，对气血造成损伤，阴气耗损，使患者产生阴虚、火旺以及脾胃失和等症状。早期食管癌主要以痰湿、气滞为主，放疗属于火毒，所以足够剂量的放射线能够胜湿化痰、消瘤，对于早期中上段食管癌，放射治疗能达到根治。但由于放疗属于外邪治疗方法，伤津耗气，进而形成阴虚火旺、津液亏虚，出现口咽干燥、下咽困难、胸骨后灼热疼痛、食不下、大便秘结等临床症状。中医治疗应以清热解毒、滋阴补气等为治则，配以沙参、天冬、麦冬、石斛、黄精等。食管癌进展至中晚期，则表

现为血瘀现象逐步突出、痰瘀互结，放射线毕竟为火毒，火可以起到散湿的作用但是无法有效祛痰。放射治疗虽然可以将癌肿当中的痰湿祛除，但是当中的血瘀对放射治疗的敏感性较低，故而中期食管癌放射治疗，只能缩小癌肿体积，无法实现根治的效果。现代药理学认为，癌肿当中有多数缺氧的癌细胞，缺氧的细胞会抗拒放射线，所以出现恶性肿瘤对放疗敏感性过低现象。

临床对食管癌放疗患者舌苔脉象及证型的客观化研究发现，经放射治疗后，部分患者效果良好，咽喉异物感、肩痛、失眠的相关主诉减少，但体型瘦弱、口干、干性皮肤的主诉略有增多。从证型分析，食管癌主证为脾肾两虚型较多，可能与老年人群入组较多有关，放疗后脾肾两虚兼肝胃火炽型、脾肾两虚兼肝肾阴虚证型的比例较放疗前增加。盖因放射之光为火热之邪，热郁炽盛，伤气耗液，瘀毒腐血，妨碍人体气血化生，全身津亏。治疗上，苟不清养而滥用温燥之剂，反致阴液枯竭，病必不治也。上述各项为针对放疗患者辅以滋阴扶正、清解火邪之毒的治疗原则提供了客观依据。

（二）采用德尔菲法对食管癌放疗后中医辨证分型的研究

郑玉玲教授课题组参照现有《食管癌中医诊疗指南》，在对文献进行充分检索的基础上，结合长期临床观察及对食管癌病因病机的深入研究，提出放疗属“火热”之性，为大毒，既能治病，也能致病，食管癌施行放疗时，热毒直中体内，在治疗恶性肿瘤的同时，也会直接损伤食管，间接损伤肺胃之阴，伤津耗血。基于此，课题组对食管癌放疗后中医证候辨证要点进行系统研究并提出假说，采用德尔菲法进行假说验证。郑玉玲教授带领团队采用国际通行的德尔菲法广泛征求同行专家意见，对假说进行验证，创制了电子问卷，于2020年4月6日、2022年4月26日进行了两轮肿瘤临床专家问卷，并结合以往的文献研究结果，形成的辨证分型如下。

1. 热毒蕴结、胃气失和证

由表3－9可见，除第一轮中汗多、苔少、无苔及第二轮或胸骨后烧灼感、汗多的 R 为1.61%（<50%），余指标 R 值均为0。其中第一轮问卷调查中食管癌热毒蕴结、胃气失和证的辨证要点包括14个指标，$\overline{X}$ 介于1.71～2.1，S 介于106～168，专家意见集中程度较高；从专家意见协调程度来看，CV 值波动于18.16%～45.41%，提示专家意见较一致；第二轮问卷调查中热毒蕴结、胃气失和证的辨证要点包括14个指标，各诊断指标 $\overline{X}$ 介于1.84～2.61，S 介于114～162，专家意见集

中程度较高；从专家意见协调程度来看，*CV* 值波动于 19.04% ~40.08%，提示专家意见较一致。

表 3-9 热毒蕴结、胃气失和证辨证要点筛选

症状	第一轮				第二轮			
	$\overline{X}$	*R*（%）	*S*	*CV*（%）	$\overline{X}$	*R*（%）	*S*	*CV*（%）
面色泛红	2.16	0	134	32.66	2.21	0	137	31.88
咽喉肿痛	2.50	0	155	25.86	2.52	0	156	24.66
咽干口燥	2.71	0	168	18.16	2.61	0	162	20.03
饮水不能解渴	2.35	0	146	24.43	2.26	0	140	25.28
吞咽时食管疼痛	2.53	0	157	22.29	2.48	0	154	23.89
或胸骨后烧灼感	2.44	0	151	23.06	2.40	1.61	149	27.64
心烦急躁	2.11	0	131	32.19	2.23	0	138	29.80
汗多	1.71	1.61	106	45.41	1.84	1.61	114	37.10
大便不调或干结	2.18	0	135	24.28	2.26	0	140	28.84
舌质红	2.42	0	150	23.13	2.60	0	161	19.04
苔少	2.24	1.61	139	30.95	2.32	0	144	26.75
无苔	1.81	1.61	112	43.51	1.87	0	116	38.08
舌有裂纹	2.05	0	127	27.14	2.08	0	129	31.74
脉洪数	2.16	0	118	37.71	1.97	0	122	40.08

2. 肺胃阴伤、气血虚弱证

由表 3-10 可见，除第二轮中口干口渴的 *R* 为 1.61%（<50%），余指标 *R* 值均为 0。其中第一轮问卷调查中食管癌肺胃阴伤、气血虚弱证的辨证要点 13 个指标，$\overline{X}$ 介于 1.87 ~2.60，*S* 介于 116 ~ 161，专家意见集中程度较高；从专家意见协调程度来看，*CV* 值波动于 19.04% ~38.08%，提示专家意见较一致；专家补充“舌淡红”的症状条目纳入下一轮专家问卷中；第二轮问卷调查中肺胃阴伤、气血虚弱证的辨证要点包括 14 个指标，各辨证要点 $\overline{X}$ 介于 1.89 ~2.63，*S* 介于 117 ~ 163，专家意见集中程度较高；从专家意见协调程度来看，*CV* 值波动 19.76% ~ 36.04%，提示专家意见较一致。

表 3 – 10　肺胃阴伤、气血虚弱证辨证要点筛选

症状	第一轮				第二轮			
	$\overline{X}$	R（%）	S	CV（%）	$\overline{X}$	R（%）	S	CV（%）
面色萎黄不泽	2.50	0	155	21.42	2.53	0	157	23.41
神疲乏力	2.60	0	161	19.04	2.63	0	163	19.76
气短懒言	2.56	0	159	19.49	2.53	0	157	22.29
口干口渴	2.58	0	160	20.51	2.47	1.61	153	28.15
时吐黏沫	2.29	0	142	25.48	2.18	0	135	33.80
食欲不振	2.31	0	143	21.63	2.39	0	148	20.57
心烦失眠	2.18	0	135	28.23	2.24	0	139	29.88
舌质红	2.31	0	143	24.31	2.37	0	147	26.71
舌淡红		—	—	—	2.00	0	124	35.06
苔少	2.29	0	142	25.48	2.34	0	145	23.15
无苔	1.87	0	116	38.08	1.89	0	117	36.04
苔有裂纹	2.06	0	128	26.12	2.11	0	131	28.56
脉沉细数	2.11	0	131	29.82	2.16	0	134	30.43
脉沉细无力	2.19	0	136	29.58	2.34	0	145	25.61

3. 专家论证会

将前两轮统计结果汇总后由 15 位权威专家提出具体修改及补充意见，为专家论证会奠定基础。专家会议论证上，与会专家针对食管癌放疗后中医证候与其诊断指标进行了充分的交流与研讨，对两轮德尔菲法调查结果进行了总结与修订，最终达成统一意见，确定了食管癌放疗后中医证候与其诊断指标。见表 3 – 11。

表 3 – 11　食管癌放疗后中医辨证分型表

证型	症状
热毒蕴结、胃气失和证	面色泛红，咽喉肿痛，咽干口燥，饮水不能解渴，吞咽时食管疼痛，或胸骨后烧灼感，心烦急躁，汗多，大便不调或干结，舌质红，苔少，无苔，舌有裂纹，脉洪数
肺胃阴伤、气血虚弱证	面色萎黄不泽，神疲乏力，气短懒言，口干口渴，时吐黏沫，食欲不振，心烦失眠，舌质红，舌淡红，苔少，无苔，苔有裂纹，脉沉细数，脉沉细无力

经过两轮调查，了解来自全国 18 个省，62 位肿瘤临床专家对食管癌放疗期间及放疗后中医辨证分型的认可度。对食管癌放疗期间及放疗后中医辨证分型的诊断指标基本达成了肿瘤专家的共识，总结出食管癌放疗后中医证候分型及其辨证要点，为临床食管癌放疗后辨证治疗方案的优化提供参考。

第四节　食管癌支架与中医结合治疗研究

一、食管癌支架治疗介绍

1983 年，Frimberge 首次报道采用金属支架治疗恶性食管狭窄获得满意效果，标志着食管癌支架治疗进入新时代。1991 年，韩国的 Song HY 等将硅酮膜覆盖在金属支架表面，使支架的应用变得越来越广。食管支架植入术适应于各种良恶性食管狭窄、食管术后吻合口瘘、食管－气管瘘、早期食管癌黏膜下切除术后食管狭窄以及食管破裂或穿孔等食管疾病。而自主吞咽功能障碍和肿瘤的部位侵及了大血管、气管，或者已经阻塞支气管等有气道梗阻风险者为禁忌证。支架植入术多在术前常规吞钡或碘油 X 线摄片，了解狭窄的大约长度、形态、部位、有无窦道。在 X 线下经口先插入导管，经食管达胃部，再插入硬导丝至胃部；狭窄严重者，经口插入导丝至胃部再沿导丝插入导管，经导管交换硬导丝并将导丝盘于胃部后撤出导管，沿导丝插入置入器确定位置正确后释放支架，操作简便，创伤较小，并可迅速缓解患者进食梗阻症状，近些年来在食管癌治疗中的重要性日益突显。但此治疗又可引起胸痛、吞咽功能紊乱及食管反流、支架移位或者脱落、食管狭窄、出血、穿孔等并发症，不利于患者修复。中医药干预治疗在预防、缓解、治疗支架植入术后并发症上有一定作用，可有效缓解不适症状，降低危重并发症发生风险，可在临床中推广应用。

二、中医药治疗与食管支架治疗的联合

（一）中医药联合食管癌支架治疗晚期食管癌

王永生报道山广志教授运用中医药配合金属内支架植入术治疗晚期食管癌的方法。对于合并食管梗阻的晚期食管癌患者来说，解决进食问题是当务之急，治疗上遵循中医学“急则治其标”的治则，故他以食管支架植入为首选，其后口服其经验

方“红豆消瘤汤”（红豆杉 8g，黄芪 20g，白术 20g，半夏 12g，细辛 3g，半枝莲 20g，甘草 6g）加味治疗，取得满意疗效。李玲玲等则主张根据每位食管癌患者的病因病机及辨证分型的不同，在联合食管支架治疗时宜辨证施治：痰气交阻于食管，治宜燥湿化痰，开郁降气；瘀血内结者治宜滋阴养血，破血行瘀；痰火交结，火热伤阴，津亏热结，则应滋阴养血，润燥生津；脾肾阳虚，中阳衰微者，治宜温补脾肾，培元益气。赵巧梅等用自拟扶正消瘤汤配合支架植入对照 Co 远距离外照射治疗晚期食管癌患者 120 例，结果显示，扶正消瘤汤配合支架植入治疗晚期食管癌能够快速改善临床症状，提高患者的生存质量，延长生存期，并能够规避放疗的毒副作用，有确切的疗效。蒋梅等用健脾化痰法联合食管覆膜支架植入治疗老年食管癌患者 18 例，对食管癌支架术后患者采取口服健脾化痰中药，静脉滴注鸦胆子油乳注射液的方法。健脾化痰方组成：黄芪、生薏苡仁各 30g，党参、熟地黄各 20g，白芍、沙参、麦冬、茯苓、法半夏、威灵仙各 15g，白术 10g，甘草 5g，水煎服，日一剂。随访中位生存时间为 9.4 个月，总体疗效满意。

（二）中西医结合治疗食管癌支架术后的并发症

许亚培等报道杨倩教授治疗食管癌支架植入术后并发胸骨后疼痛和异物感的经验。杨教授遵清代医家程钟龄所著《医学心悟》中记载的启膈散一方，以行气化痰、活血化瘀为主，应用启膈散加减化裁，并佐以滋阴润燥的药物，以达润燥解郁、化痰降逆之效。对食管癌支架后的并发症及食管癌本身均有明显的治疗作用。许亚培等用启膈化瘀汤对照雷贝拉唑钠肠溶胶囊治疗食管癌支架植入术后胃食管反流症状，启膈化瘀汤具体药物组成：沙参 15g，麦冬 15g，郁金 10g，砂仁 10g，丹参 10g，当归 10g，黄芩 9g，黄连 6g，清半夏 10g，浙贝母 10g，茯苓 15g，白术 10g，旋覆花 10g，代赭石 20g。用法：每日 1 剂，水煎服，早晚分服，无法经口服用者经胃管滴入，持续治疗 4 周。结果显示，启膈化瘀汤对于食管癌支架植入术后引发的胃食管反流，可有效缓解患者症状，改善食管黏膜损伤程度，同时提高患者的生活质量，其临床疗效优于单纯西药治疗。

三、食管癌支架后中医辨证分型的研究进展

在中晚期食管癌的各种治疗方法中，食管支架植入具有立即缓解吞咽困难的独特优势，这是改善患者营养状况和提高患者生活质量的安全有效的方法，被欧

洲胃肠内镜学会（European Society for Gastrointestinal Endoscopy，ESGE）推荐为姑息治疗恶性食管梗阻的最佳选择。随着食管支架植入术的广泛应用，有关术后并发症的报道逐渐增多，如支架压迫气管导致刺激性咳嗽、胸骨后疼痛和异物感等。中医药在治疗食管癌支架术后并发症方面能够发挥标本兼治、提高患者生活质量的作用。但针对食管癌支架后的证候，目前尚无统一的中医辨证分型，有待后续深入研究。

文献研究

食管支架术前全面评估患者的全身条件,根据不同的病变及患者自身情况选择适宜的规格，安放时应尽量做到动作轻柔，定位准确，最大限度地减少手术的并发症。术后再结合中医中药辨证治疗可以更好地提高患者的生存质量及生存期。中医药辨证论治与食管支架植入术相结合治疗对于中晚期食管癌恶性食管狭窄患者而言，通过改善患者的营养状况，提高了患者的抵抗力，为进一步抗肿瘤治疗赢得了治疗时间。

启膈散联合食管支架植入术治疗晚期食管癌并食管狭窄的临床研究中，两组患者行电子胃镜食管支架植入术，术后予常规治疗。对照组予单纯食管支架植入术治疗；治疗组在支架植入术后第7天起予口服启膈散（沙参15g，丹参15g，茯苓15g，川贝母15g，郁金15g，砂仁壳10g，荷叶10g，杵头糠20g等），每日服2次，每次100mL，30天为1疗程，共6个疗程。30天结束后通过随访观察每位入组患者，结果在中医证候疗效、KPS、饮食变化、患者体重、并发症（反流性食管炎、再狭窄、疼痛及移位）都优于不用中药者，近期疗效确切，改善临床症状，减少术后并发症，改善进食状况，提高生活质量，从而改善预后，发挥了中医药优势，为中西医结合治疗食管癌并食管狭窄提供了一定的依据。中医药对食管癌支架植入术后患者凝血功能、疼痛水平及生活质量等方面影响的临床研究报道，对照组在常规治疗的基础上给予中成药宽胸利膈丸，治疗组给予自拟启膈化瘀方（沙参15g，郁金10g，丹参10g，黄芩9g，藤梨根10g，清半夏10g，浙贝母10g，砂仁10g，茯苓15g，白术10g，当归10g，白芍10g），反酸嗳气明显者加旋覆花12g，代赭石20g；胸骨疼痛明显者加延胡索12g，百合10g；口干咽燥者加石斛15g，麦冬10g；血瘀显著者加三棱10g，三七6g；大便干结者加火麻仁15g，全瓜蒌20g。连续治疗1个月后发现数字分级评分法（NRS）评分显著降低，LQ－C30各维度评分显著提高，提示应用自拟启膈化瘀方能明显改善食管癌支架植入术后患者的疼痛水平，达到提高生活质量的目的。治疗组血浆纤维蛋白原（FIB）水平显著提高，凝血酶原时间（PT）、凝血酶时间（TT）、活化部分凝血活酶时间（APTT）水平显著降低，中医药治疗能明显改善食管癌支架植入术后患者的凝血功能，防止出血、血栓的发生。

第四章　食管癌中西医结合康复研究

肿瘤康复（cancer rehabilitation）是一项计划，旨在帮助肿瘤患者维持和恢复身心健康，在癌症治疗之前、治疗期间和治疗之后都可以进行肿瘤康复。广义的食管癌康复是针对食管癌病种的全程康复，涵盖食管癌康复过程中的所有问题。

第一节　食管癌术后吻合口瘘

吻合口瘘是指食管癌切除、重建（食管-胃、食管-空肠、食管-结肠等吻合）术后，消化道内容物经吻合口外溢至消化道外（颈部、胸腔、腹腔等部位）的病理现象。从广义上讲，吻合口瘘是食管癌术后发生于吻合和缝合区域的一组瘘相关并发症，至少应包括食管瘘、吻合口瘘、管胃（食管替代器官）瘘、缝合残端瘘。吻合口瘘是食管癌术后最常见和最严重的并发症之一，其发生率高达20%以上，死亡率高达50%。因此，术后吻合口瘘的临床防治和综合康复十分重要。

吻合口瘘的发生原因极其复杂，一般而言，与手术技术和患者自身两个方面的因素有关。概括起来，吻合口瘘的发生原因和可能机制有以下几方面：吻合口血供差、吻合口张力过大、吻合技术不当、术后处理不当、吻合部位和食管替代器官的选择不当、吻合口周围感染、愈合能力差、过早进食、术前放疗、COPD、病变位置及术后并发肺部感染等。其临床表现为持续性发热，胸闷，胸痛，呼吸困难，全身中毒症状，可见脉搏增快，呼吸急促，尿少，腹胀，白细胞增多等，严重者发生感染性休克，甚至死亡。

一、颈部吻合口瘘康复管理

上胸段以上食管癌及胃、食管双源性或多源性恶性肿瘤均需行胃食管或结肠食管颈部吻合术，容易发生颈部吻合口瘘。

颈部吻合口瘘一般发生于术后5~7天。局部可见切口红肿，渗出脓液。此时应敞开切口，保持引流通畅，以免脓液进入胸腔。经3~5天后，胸顶完全封闭，颈部窦道形成。

（一）中医康复处理

1. 中医外治

颈部吻合口瘘形成窦道后可选用中医外治法处理，以充分封闭瘘道口，恢复经口饮食。具体分为四个阶段依次进行：

（1）提毒祛腐：视脓液之多少分别选用五五丹、七三丹、九一丹药线沿窦道深入，达瘘口即止。每日早晚各换药 1 次，换药时可见稠厚之脓液附着于药线上被引出。局部清洗后再置入药线，保持引流通畅。此期一般 3 天，仍予禁食。

（2）解毒填塞：经上述治疗后，窦道内脓液减少。换药时药线上如无稠厚脓液即可改用黄连油布条填塞，直抵瘘口。不应填塞过紧，仍需保持引流通畅。此期 2～3天，敷料易湿，应勤于更换。

（3）收敛填塞：经上二期治疗后，窦道渗液较前减少，但新生肉芽水肿不鲜。故应改用具有收敛性质的中药制剂纱布条（主要成分为五味子、乌梅，其他如枯矾液、纱布），直抵瘘口塞紧，此期约 2 天。

（4）生肌填塞：经上法处理后，窦道内肉芽水肿消退，颜色红活，其内径较前缩小。此时瘘口虽尚未闭合，但每日漏出的口腔分泌液和饮食物已大为减少，故可用生肌玉红膏油布填塞，以生肌封闭瘘口。每天换药 1 次，2～3 天后可见窦道内径呈环状缩小，因此油布也要相应逐渐变细，填入深度亦应逐日变浅。其间可吞服白及糊以利于瘘口之闭合。本期一般 5～7 天。

2. 中成药

（1）生肌玉红膏：适量，疮面洗清后外涂，每日 1 次。

（2）参芪扶正注射液：250mL，静脉滴注，每日 1 次。

3. 单方验方

（1）九一丹（《医宗金鉴》）：石膏（煅）九钱，黄灵药一钱。

（2）七三丹（《中医外科学讲义》）：熟石膏七钱，升丹三钱。

（3）五五丹（《外伤科学》）：熟石膏五钱，升丹五钱。

4. 药膳调理

吻合口瘘发生后需要禁食、水，可以进食后，要以富含蛋白质、能量、维生素、电解质的食物为主，以流食为佳，禁止吃温度过高、粗糙及质硬有刺的食物。

（二）西医康复处理

一般治疗方法是禁食、完全胃肠外营养或完全胃肠内营养、局部皮片引流换药，直至瘘口闭合。

（三）预防性康复处理

预防性康复措施应该有针对性地从术前准备、术中操作、术后处理等三方面进行，充分做好术前准备，仔细优化手术操作，及时准确术后处理。

二、胸部吻合口瘘

（一）中医康复处理

吻合口瘘中医文献称为“漏管”，认为本病是由于手术伤口处理不当，邪毒入侵，经络阻塞。本病以气血亏虚为本，瘀血痰浊邪毒留滞为标。气血凝滞，邪毒瘀滞，化为腐肉，留恋不去，而发本病。病位在食管，病机为本虚标实。

1. 辨证分型治疗

（1）气血两虚、邪毒留恋证：患者术后，以创口黯淡难愈，终日渗液不止，或面白少华，头晕倦怠，不欲饮食，少气懒言为主要症状，舌淡，苔薄白，脉细弱。治以益气补血，托毒生肌。方选八珍汤合四妙汤加减。加减运用：分泌物排出不畅者，加皂角刺、白芷托毒排脓；食欲缺乏者，加山药、薏苡仁健脾和胃。

（2）阴虚火旺、邪毒留恋证：患者素体阴虚，或罹患他疾，如糖尿病等，以疮疡缠绵难愈，术后伤口日久不愈，渐成窦道，创口黯红，脓水稀薄为主症。伴见面色潮红，夜寐盗汗，低热烦躁，舌红，少苔，脉细数。治以养阴生津，托毒生肌。方选大补阴丸合透脓散加减。加减运用：盗汗明显者，加鳖甲、银柴胡潜阳，清虚热；口干欲饮者，加生地黄、芦根养阴生津。

（3）脾肾虚寒、邪毒留恋证：患者素体阳气不足，以局部开始漫肿无头，酸痛无热，皮色不变，日久溃腐成瘘，脓液清稀量少，有腥臭味，或夹有败絮样物，畏寒肢冷，腰膝酸软，食少纳呆为主症，舌淡，苔薄白，脉沉细无力或沉迟。治以温肾健脾，托毒生肌。方选阳和汤合透脓散加减。加减运用：食少纳呆者，加白术、山药健脾和胃；畏寒肢冷，阳痿不举者，加鹿茸、淫羊藿温肾助阳。

（4）痰热蕴结、邪胜肉腐证：患者以红肿绕喉，坚硬疼痛，壮热口渴，头痛颈强，大便燥结，小便短赤为主症，舌红绛，舌苔黄，脉弦滑或洪数。治以清热化痰，和营托毒。方选普济消毒饮合托里消毒散加减。加减运用：壮热口渴者，加生地黄、天花粉、生石膏；便秘者，加枳实、生大黄、芒硝；气喘痰壅者，加竹沥、天竺黄、莱菔子。

2. 中成药

（1）六神丸：每次10粒，口服，每日3次。

（2）蟾酥丸：每次3～5粒，口服，每日3次。

（3）小金丹：每次0.6g，口服，每日2次。

（4）参芪扶正注射液：250mL，静脉滴注，每日1次。

3. 单方验方

（1）黄连闭管丸（《外科正宗》）：胡黄连、穿山甲、石决明、槐花。

（2）内消散（《外科正宗》）：金银花、知母、贝母、天花粉、白及、半夏、穿山甲、皂角刺、乳香。

（3）清心排脓汤（《张皆春眼科证治》）：生地黄、木通、白芷、天花粉、薏苡仁、茯苓、甘草。

（4）十四味建中汤（《太平惠民和剂局方》）：当归、白芍、白术、甘草、人参、麦冬、川芎、肉桂、附子、肉苁蓉、半夏、黄芪、茯苓、熟地黄。

4. 药膳调理

膳食管理总的原则是膳食搭配要营养均衡，使热量、蛋白质、糖类、脂肪酸、维生素、无机盐、纤维素、微量元素和水等有适当的比例。每日的食品中包括有鲜奶、蛋、肉、大豆制品、米、面、杂粮、新鲜蔬菜、水果、油、糖、盐等。饭菜要多样化、清淡、易消化，少吃辛辣等刺激性食品。

叮嘱患者摄入高蛋白、易消化的流质食物，温度适宜，适当添加一些薏苡仁、山药、百合等健脾益气的中药。痰气交阻型饮食应细、软，富含营养，做到少食多餐，可食薏苡仁粥，忌辛辣煎烤之品；瘀血内结型饮食宜半流质或全流质，可选用乳类、蛋类、碎菜等；津亏热结型饮食以清补为主，如豆浆、淡菜、梨汁等，少量多次分服，以养阴生津，清热润燥；气虚阳微型衰竭严重，饮食调养更为重要，应给予富营养、易消化的补益之品，如鸡、鲫鱼、甲鱼等炖煮，随汤频服，亦可于汤中加陈皮、肉桂、当归以扶助正气。

5. 适宜技术

（1）艾灸治疗：取穴中脘、神阙、足三里，充分暴露后用艾条温和灸。艾条在穴位处距皮肤2～3cm悬灸，以患者局部感觉温热、皮肤红晕、灼痛能够耐受为度，每次15～20分钟，每日1次。主要以循环取穴为主，搭配局部腧穴，如廉泉、气海、列缺、中脘、足三里、膻中、三阴交、合谷、神阙、上关及内关等，交替针刺与艾灸，每次留针30分钟，每天1次。

（2）中药外敷：胸膈胀满疼痛时，可轻轻按摩局部，亦可外敷四黄水蜜以止痛，剧痛者按医嘱给予止痛药。

（二）西医康复处理

食管癌术后吻合口瘘的治疗应根据患者一般情况，如瘘的部位、瘘口大小、瘘的发生时间等因素，选择合适的治疗措施。

术后24小时内发生的吻合口瘘，可以考虑再次急诊手术修补；超过24小时的吻合口瘘，一般不宜手术，多采取保守治疗。保守治疗原则是充分引流、控制感染、营养支持治疗、防治并发症。

（三）预防性康复处理

术前改善患者营养，控制基础性疾病，并预防性应用抗生素。术中注意技术操作，吻合口缝合严密，确保无漏缝情况，并严格遵照无菌操作原则，预防吻合口的感染。术后做好胃肠道的充分减压，保证引流管道通畅，同时积极处理各种并发症。

第二节　食管癌术后肋间神经痛

术后肋间神经痛是指食管癌手术后，胸壁切口已愈合，而切口部位疼痛症状持续存在2个月以上或反复发作。疼痛为烧灼样或针刺样疼痛、感觉迟钝或过敏，也称为胸廓切开术后疼痛综合征。术后肋间神经痛发生率在食管癌开胸手术后第3个月时为80%，在第6个月时为75%，术后1年为61%；严重疼痛的发生率是3%～5%，还能影响大约50%患者的日常生活。术后肋间神经痛是食管癌开胸手术后常见的并发症，这种慢性疼痛已经成为影响患者术后生活质量的一个显著问题。

多数研究认为肋间神经损害是本病最重要的病理因素。当肋骨切除、胸壁开口器牵拉肋骨造成的机械损伤以及偶然发生的肋骨骨折损伤了肋间神经，或肋间神经陷入伤口愈合后的瘢痕中，或者患者自身营养不良，如神经修复的维生素 B 族缺乏等，均会导致神经源性痛。

术后肋间神经痛的典型临床表现是沿手术刀口从背部胸椎至前胸部呈半环形区域的持续烧灼性酸痛、放电样或电击样疼痛，多数以自发痛、牵涉痛、痛觉过敏及痛觉超敏为特征，有时疼痛可放射至远离刀口部位同侧的肩部和背部，引起感觉障碍，使用阿片类药物治疗效果欠佳等。

（一）中医康复处理

肋间神经痛属中医学“胁痛”范畴，中医学认为肝脉布胁肋，胆脉循胁里，故肋间神经痛与肝胆经脉相关。临床中认为肋间神经痛主要是由于“不通则痛”“不荣则痛”。

1. 辨证分型

“不通则痛”一般与肝胆经脉气机不利，气血运行受阻等因素相关。可选用疏肝理气、活血化瘀类方剂，如小柴胡汤、四逆散、逍遥散、血府逐瘀汤、旋覆花汤、复元活血汤、柴胡疏肝散、桃红四物汤、丹参饮、洗手荣筋方等。“不荣则痛”以柔筋缓急为治法，常选用芍药甘草汤。

2. 中成药治疗

（1）康莱特注射液：100mL，静脉滴注，每日 1 次。

（2）复方苦参注射液：20mL，静脉滴注，每日 1 次

（3）钻山风糖浆：每次 20mL，口服，每日 3 次。

（4）西黄胶囊：每次 4～8 粒，口服，每日 2 次。

3. 单方验方

七叶一枝花磨散，酒调外敷局部。

4. 适宜技术

（1）针灸疗法：主穴取支沟、内关、阳陵泉、阴陵泉、阿是穴，血瘀型加膈俞，气郁型加双侧太冲，得气后留针 20 分钟左右，连续治疗 1 周。同时可配合图钉式皮内针埋入两处阿是穴，使用胶布对局部进行固定，2 日更换 1 次，嘱咐患者对埋针位置进行适当按压，连续治疗 2 周。

（2）刺络放血：局部常规消毒后，三棱针点刺阿是穴 3～5 次，出血为度，再用闪罐法，选择大小适宜的火罐吸拔此处，留罐 10 分钟，每日针刺 1 次，隔两日拔

罐1次，7天为1疗程，间隔4天后再行第2疗程。

（3）耳穴压豆：选择耳穴神门、胸椎、脑点、交感，每日按压3次，每次按压持续3分钟左右，在感觉热胀后停止按压，每日1次，连续治疗1周。

（4）穴位注射夹脊穴：取胸部疼痛区域同侧相应脊神经节段的胸夹脊穴，用腰椎穿刺针垂直进针至上关节突与横突交界处，待得气后每穴注射医用臭氧5mL，总剂量≤20mL，隔日1次，5次为1疗程。

（5）中药热敷：取醋炒青皮、山栀子各30g，蒲公英50g（鲜者倍之），生甘草20g，水煎两次，约得溶液250mL，滤渣取汁，浸毛巾湿透挤尽水，趁热敷于患处，以局部皮肤能忍受为度，药液保持在40～50℃。每晚1次，每次约30分钟，敷后避风。若痛甚于胀者，加红花、桃仁各20g，若胀甚于痛者，加防风30g，枳壳20g。

（6）中药外敷：马钱乳没散（生马钱子、没药、乳香、白芷、延胡索各30g，细辛、三七各20g）共研细末，用上等陈醋和白酒各半，混匀掺入药粉内，将药粉调成糊状外敷。

5. 膳食调理

（1）丹参红花蒸茄子：丹参10g，红花6g，茄子500g，姜10g，盐4g，葱15g，芝麻油4g，酱油20g。将丹参、红花洗净，丹参切片；茄子洗净去蒂，一切两半；葱切花，姜切粒剁蓉待用。茄子上放丹参、红花，上蒸笼，用武火蒸25分钟后停火出锅。姜、葱、盐、酱油、芝麻油同茄子拌匀即成，每日1次，每次吃茄子80g。功效：活血通络，清热止痛。

（2）田丹佛手炖墨鱼：田七（三七）、丹参、佛手各10g，鲜墨鱼400g，调味品适量。将诸药择净，田七烘干，打成细粉；丹参、佛手润透切片；墨鱼洗净，去墨鱼黑膜，切块；姜拍松，葱切段。墨鱼、佛手、丹参、田七放入炖锅内，加入料酒、姜、葱、盐等，注入清水适量，炖锅置武火上炖熟即成，每日1剂。功效：滋阴补血，通络止痛。

（3）当归佛手炖黄鳝：当归、佛手各10g，黄鳝300g，绍酒15g，调味品适量。将当归、佛手洗净切片；黄鳝去骨和内脏切片；姜切片，葱切段。黄鳝加入盐、料酒，腌渍片刻待用。黄鳝置炖锅内，加入当归、佛手、姜、葱、盐，放入清水适量，置武火上烧沸，转文火炖熟即成，每日1剂。功效：活血祛瘀，通络止痛。

（4）丹参红花烧豆腐：丹参、红花各10g，豆腐500g，调味品适量。将丹参、红花洗净，豆腐用水煮透，沥干水分，切成小块；姜切片，葱切段。素油放在炒锅内，加热至六成热时，下入姜、葱爆香，随即加入豆腐、丹参、红花，加少许水，煮5分钟下湿淀粉勾芡即成，每日1剂。功效：活血通经，益气和中。

（5）红花拌莴苣：红花10g，莴苣250g，海带150g，鸡肉250g，调味品适量。将红花洗净，放入碗内，加水50mL，煮沸待用。莴苣去皮，切细丝挤干水分；海带洗净，用沸水焯煮，切成细丝；鸡肉洗净煮熟，切成细丝；姜切丝，葱切丝。莴苣、鸡肉丝、海带丝、红花同放盆内，加入姜、葱、盐、醋、酱油、白糖、芝麻油，拌匀即成，每日1剂。功效：利五脏，通经脉。

（6）红花拌三丝：红花10g，黄瓜250g，芦笋100g，莴苣100g，调味品适量。红花洗净装入碗内，加少许水置锅中蒸10分钟待用。黄瓜去皮，洗净，切丝；芦笋洗净，用沸水焯熟，切细丝；莴苣去皮，切丝，去汁液；姜切丝，葱切丝待用。黄瓜、芦笋、莴苣、红花（带汁液）、姜、葱、酱油、醋、盐、白糖，放入盆内拌匀，加入芝麻油即成，每日1剂。功效：活血凉血，祛瘀通经。

（二）西医康复处理

1. 药物治疗

常用的药物包括加巴喷丁和普瑞巴林。

2. 神经阻滞术

胸椎旁及肋间神经阻滞并发症少、易操作，肋间神经阻滞的同时，辅以维生素和小剂量激素，通过阻断疼痛传导、抑制感觉神经刺激、松弛肌肉、扩张血管、消除局部无菌性炎症、减轻水肿、营养神经以达到止痛和促进神经修复的目的。

（三）预防性康复处理

可以通过改进手术方式预防术后肋间神经痛，具体方法有以下几种。

1. 切口选择

在选择切口时应兼顾患者术后疼痛，与后外侧开胸手术相比，腋前线切口保留背阔肌，术中损伤较小，术后疼痛轻，上肢运动影响小。

2. 肋间肌瓣保护

在开胸手术中需要用到胸廓撑开器。小心地剥除第5肋下的肋间肌肉形成游离的肋间肌瓣，避免胸廓撑开器压迫肋间肌肉及神经，可明显减轻术后短期和长期的疼痛。

3. 关胸缝合技术

肋间神经的损伤不仅仅在开胸过程中，术中关胸缝合时也会因缝合技术压迫肋间肌肉和肋间神经，引起长期的术后疼痛。肋间肌瓣外关胸技术与传统肋间肌瓣内关胸方法相比，可以明显地减轻术后疼痛。

4. 胸腔镜技术

目前电视胸腔镜技术已广泛应用于胸科手术，研究结果显示胸腔镜技术对术后疼痛的预防有明显效果。

第三节　食管癌术后慢性咳嗽

食管癌切除术后，患者出现慢性咳嗽是较常见的现象，也是长期甚至终身存在的并发症。慢性咳嗽指咳嗽时间超过 8 周仍不能有效缓解，不仅影响患者的生活质量，剧烈咳嗽甚至可引起严重的并发症。食管癌切除术后慢性咳嗽与食管反流、胃酸刺激、胸腔及胃对肺组织的挤压以及由此带来的阻塞性肺炎有密切关系，而排空障碍的胃在咳嗽时容易受到肺膨胀挤压加重反流，导致误吸等，从而加重咳嗽及肺部感染风险。患者大都有胃酸反流、呛咳、慢性咳嗽等病史，少数人有痰多、胸闷、气短等表现，并且药物止咳效果不显著，症状反复，但需排除感冒、恶性肿瘤复发、药物等原因引起的咳嗽。

（一）中医康复处理

食管癌术后的慢性咳嗽归属于中医学“久咳”“内伤咳”“五脏咳”等范畴。慢性咳嗽大多属于内伤咳嗽，其根本在于肝、胃、脾等气机失调，该病多因肝气犯胃，脾失健运，胃失和降，上逆伤肺，肺失宣降，而发为咳嗽，其中脏腑功能失调、内邪干肺所致肺失宣降、肺气上逆是基本病机。慢性咳嗽病位在肺，与脾、肝关系最为密切。实邪以风、火、痰为主，本虚以肺气虚、肺阴虚为主，故多以平肝和胃、健脾理气、宣降肺气等为治法。临床治疗时，应重视手术损伤肺络这一病因，重在治本，去除病因，抓准病机，辨证而为，灵活用药。

1. 辨证分型治疗

（1）痰湿蕴肺证：以咳嗽反复发作，咳声重浊，痰多，因痰而嗽，痰出咳平，痰黏或稠厚成块，色白或带灰色，每于早晨或食后则咳甚痰多，进甘甜油食物加重，胸脘痞满，呕恶食少，体倦乏力，大便时溏为主症，舌苔白，脉象濡滑。治以燥湿化痰，理气止咳。选方二陈平胃散合三子养亲汤加减。

（2）痰热郁肺证：以咳嗽，气息粗促，或喉中有痰声，痰多质黏稠或稠黄，咯吐不爽，或咯血痰，胸胁胀满，咳时引痛，面赤，或有身热，口干而黏，欲饮水为主症，舌质红，舌苔薄黄，脉滑数。治以清热肃肺，豁痰止咳。选方清金化痰汤加减。

（3）肝火犯肺证：以咳嗽呈阵发性，上气咳逆阵作，咳时面赤，咽干口苦，常感有痰而咯之难出，量少质黏，或如黏条，胸胁胀痛、时有引痛为主症，症状可随情绪波动而增减，舌红或舌边红，舌薄黄少津，脉弦数。治以清肺疏肝，顺气降火。选方黛蛤散合泻白散加减。

（4）肺阴亏耗证：以干咳，咳声短促，痰少黏白，或痰中带血丝，或声音逐渐嘶哑，口干咽燥，或午后潮热，颧红，盗汗，日渐消瘦，神疲为主症，舌质红，少苔，脉细数。治以滋阴润肺，化痰止咳。选方沙参麦冬汤加减。

在慢性咳嗽病程中，若患者因起居不慎，复感外邪，在以上辨证基础上，应适当增加祛邪之品，若感风寒者，可加用麻黄、杏仁、桔梗、前胡等以疏风散寒；若感风热者，适当加用桑叶、薄荷、菊花、连翘、牛蒡子以疏风清热；若外邪以风燥为主，加淡豆豉、牛蒡子、南沙参、浙贝母、天花粉等药以润肺止咳；若兼有胃食管反流症状，如反酸、烧心、胸骨后疼痛等，治疗时应兼顾脾胃，辨证结合辨病，改善患者症状。

口服中药治疗需注意服用药物与食物配伍。特别是外感期间，清热解毒药物忌食发物及辛辣、油腻之物，应饮食清淡，多饮水。温补类药物忌食生冷、寒凉、滋腻之物。清热利湿药忌食荤油肉食。健脾和胃药忌食产气食物。

2. 中成药

（1）肺力咳胶囊或肺力咳合剂：每次 4 粒，口服，每日 3 次，或每次 15mL，口服，每日 3 次。

（2）复方甘草片：每次 3 片，口服，每日 3 次。

（3）强力枇杷露：每次 15mL，口服，每日 3 次。

（4）苏黄止咳胶囊：每次 3 粒，口服，每日 3 次。

3. 单方验方

（1）利肺汤：沙参 9g，山药 9g，杏仁 9g，贝母 9g，马兜铃 6g，牛蒡子 6g，桔梗6g，枳壳6g，白薇6g，化橘红4.5g，甘草3g。每日1剂，水煎服，每日2次。

（2）保肺滋肾汤：地黄18g，山茱萸15g，山药15g，茯苓15g，牡丹皮12g，党参15g，玄参12g，麦冬12g，桔梗15g，贝母15g，杏仁12g，瓜蒌10g，天花粉10g，橘红12g，甘草3g。每日1剂，水煎服，取药汁200～500mL，分2次口服。

（3）芪冬润肺汤：黄芪20g，麦冬10g，桑叶12g，南沙参15g，玉竹10g，天花粉20g，苦杏仁10g，蜜炙桑白皮10g，紫菀10g，款冬花12g，枇杷叶12g，桔梗15g，地龙8g，甘草6g。每日1剂，水煎取汁300mL，分早、晚2次温服。

（4）宣肺平肝汤：麻黄15g，杏仁15g，平地木15g，南沙参15g，甘草9g。水煎服，每日2次。

（5）蜂蚕止咳方：蜂房5g，僵蚕9g，百部9g，紫菀9g，炙枇杷叶9g，浙贝母9g，桃仁9g。水煎服，每日2次。

4. 适宜技术

（1）针灸疗法：通常取期门、支沟、肺俞、尺泽、太冲等穴位。痰湿咳嗽配丰隆、阴陵泉；肝火灼肺配鱼际、行间；肺阴亏虚配膏肓；气短乏力配足三里；咯血配孔最；胁痛配阳陵泉；咽喉干痒配太溪；若兼夹外邪，风热配大椎、曲池，风寒配风门、太渊；咽喉痒痛配少商。采用捻转平补平泻的针刺手法，针身向前向后持续均匀来回捻转，留针20～30分钟，每日1次。

（2）推拿疗法：根据患者辨证分型，选取相应的经脉。主要使用揉法、拿法、点按法、一指禅法。内伤咳嗽病程较长，病情复杂且反复发作，除手太阴肺经外，还应选取足太阴脾经、足厥阴肝经、足少阴肾经、任督二脉以及经外奇穴，非急性期手法宜轻，且治疗重在调整肺脾肾三脏功能，重在治本。

（3）耳穴压豆：刺激耳部神门、肺、气管、肾上腺等穴位，以宣肺平喘止咳。

（4）穴位贴敷：运用“冬病夏治”穴位贴敷疗法（白芥子、甘遂、徐长卿、细辛、延胡索等）治疗慢性咳嗽。具体方法为每于夏季三伏天期间，可选取大椎、肺俞、膈俞等穴位，每天1贴，10天1疗程，贴敷期间禁食发物及辛辣刺激之品，若出现局部皮肤过敏瘙痒或水疱破溃，应及时取下，并做相应消毒处理，避免感染。

5. 药膳调理

我国古代就有对药膳治疗咳嗽的相关研究，《太平圣惠方》记载咳嗽食疗方9

首，方中涉及的食品有米、猪喉、生地黄、豆豉、鹿髓、酥、枣、砂糖、百合、山药、菱、藕、桑皮、猪胰等。《圣济总录·食治久新咳嗽》载有大量咳嗽食疗方，如猪肾、真酥、麻子粥、桃仁粥等。结合疾病性质，慢性咳嗽患者大多肺气阴两虚，推荐以下几种药膳用于食管癌术后慢性咳嗽患者康复的调理。

（1）银耳百合沙参汤：功效养阴益肺，止咳化痰，适用于干咳无痰或少而黏、不易咳出以阴伤为主要表现的患者。原料：银耳10g（清水浸泡数小时至涨开，洗净），百合15g，北沙参10g，冰糖适量。制法：一同放入砂锅中，加清水适量，武火煮沸后改用文火煮约1小时，取汁，稍温饮服。

（2）胡桃仁粥：功效补肾纳气，适用于老年患者术后，肾气不足，失于摄纳导致的慢性咳嗽，冬季尤其适用。原料：胡桃仁10枚，米100g，五味子5g。制法：同煮为粥，早晚分食，每日1剂，连服半个月。

（3）梨汁炖冬菇：功效润燥止咳，尤适用于秋冬季节燥邪当令，表现为干咳、唇鼻干燥、口干等症状的患者。原料：鸭梨数个去皮，切片榨成汁，冬菇200g洗净切片。制法：加适量水和冰糖同炖，等冬菇炖熟后，早晚分两次连汤同食即可。

（4）米杏仁粥：功效健脾化湿，止咳化痰，适用于脾胃虚弱、痰湿内生患者。原料：薏苡仁50g，苦杏仁10g（去皮、尖），冰糖适量。制法：薏苡仁洗净，加水煮至半成熟加苦杏仁，粥成加适量冰糖即可。

（5）双皮麦冬汤：功效理气健脾，清肺降火，适用于肝火犯肺，症见上气咳逆、咳时引痛、面赤、咽干口苦等患者。原料：桑白皮15g，地骨皮30g，麦冬20g，陈皮6g，冰糖少许。制法：前四味加水适量煎煮30分钟，去渣取汁，加入冰糖少许。

（二）西医康复处理

（1）上段食管扩张明显的患者，应避免反流误吸，少食多餐，使用抗反流药物，如抗酸剂、抑酸剂及促胃肠动力药物后可改善症状。

（2）发生反流误吸的患者，常继发感染，可以适当给予抗感染治疗；并给予雾化治疗，促进痰液排出。

（3）单纯止咳治疗对于胃食管反流效果不显著，对于症状重者可减轻症状。

（4）服用抑制胃酸分泌药物可以减少胃食管反流的发生。

（5）嘱患者加强营养，多吃蔬菜水果，保持大便通畅，饮食规律，以提高免疲力。

(6) 患者需戒烟酒，少食多餐，饮食规律，避免服用促进胃酸反流药物。

(三) 预防性康复处理

避免或减轻食管反流或误吸是预防术后慢性咳嗽的重中之重。术后需继续加强抗反流治疗，可使用促进胃肠动力药及制酸药物，嘱患者改变饮食结构，避免熬夜、吃刺激性食物，少食多餐，多吃蔬菜、瓜果等，戒烟酒，少吃甜食，睡眠前减少进食量或不进食，养成饭后散步习惯，避免吃促进胃酸反流药物，如抗乙酰胆碱药、茶碱、钙通道阻滞剂、地西泮、麻醉剂等。术后长期半卧位睡觉，抬高床头45°~60°。

第四节　食管癌术后胃食管反流

胃食管反流的发生是食管癌术后常见症状，并且通常被认为是不可避免的并发症。术后患者必须长期处于头高脚低位，否则会出现明显的反酸和胃灼热症状，这极大程度地影响了患者的生活质量。大量研究表明食管癌切除术后60%~80%的患者会出现多种反流的症状和食管病理改变，并且生活质量不同程度地受到了影响。术后反流常见的临床表现有慢性咳嗽、频发肺炎、窒息发作以及胸骨后烧灼感等典型症状。另外，有些患者还可能出现嗳气、反酸、疼痛、吞咽困难、呕吐和呕血等非特异的症状。这些症状的出现严重地影响了患者术后的生活质量，尤其是在仰卧位休息时严重影响了患者的睡眠质量。

术后胃食管反流的发病因素与吻合口的高度、幽门引流术的运用、胃的蠕动能力、食管蠕动能力有关。患者症状多为反酸，胸骨后疼痛，烧灼感，进食后胸骨后疼痛，严重者出现进食后呕吐或者不能进食。

(一) 中医康复处理

本病属中医学“嘈杂”“吞酸”“吐酸”“噎膈”“反胃”“呕吐”等范畴，可表现为嗳气、反酸、呕吐、烧心、胸骨后疼痛等。

本病的病位在脾、胃、食管、肝。病机为脾失健运，脾胃俱虚，肝气乘脾，胃失和降。病性以虚为本，以实为标，属本虚标实之证。在辨证治疗用药上考虑到恶性肿瘤患者大多正气亏虚，故本病虽有热毒，但用药祛邪不可过盛，要兼以顾护正气、调理脾胃。

1. 辨证分型

（1）肝胃不和证：以反酸、烧心、胸骨后疼痛牵及两胁、嗳气为主症。以纳差、情志不畅则加重、打嗝、恶心为次症。舌质淡红，舌苔白或薄白，脉弦。治以疏肝理气，和胃降逆。选方柴胡疏肝散加减。

（2）肝胃郁热证：以反酸、嘈杂、胸骨后灼痛、两胁胀满为主症。以心烦、易怒、口干口苦、大便秘结为次症。舌质红，舌苔黄厚或黄腻，脉弦滑。治以清肝泻火，和胃降逆。选方左金丸合化肝煎加减。

（3）中虚气逆证：以反酸、泛吐清涎、嗳气呃逆、胃隐痛为主症。以食少纳差、胃脘痞满、神疲乏力、大便稀溏为次症。舌质淡红，舌苔白薄或白腻，脉沉细或细弱。治以疏肝理气，健脾和中。选方四逆散合六君子汤加减。

（4）痰湿内阻证：以咽喉不适如有痰梗、情志不畅则加重、胸膺不适、烧心、反酸、吞咽不利为主症。以反流、声音嘶哑、夜半呛咳或气喘、神情忧郁为次症。舌质淡红，舌苔白厚，脉弦滑。治以化痰祛湿，和胃降逆。选方温胆汤加减。

（5）气虚血瘀证：以反酸时久、胸骨后刺痛、吞咽困难、咽中有异物感为主症。以面色无华、倦怠无力、形体消瘦、口干舌燥为次症。舌质暗红或有瘀斑，舌苔白厚，脉弦细或弦涩。治以益气健脾，活血化瘀。选方四君子汤合丹参饮加减。

（6）寒热错杂证：以胸骨后或胃脘部烧灼不适、反酸或泛吐清水、胃脘隐痛、喜温喜按、空腹胃痛、得食痛减为主症。以食欲减退、神疲乏力、大便溏薄、手足不温为次症。舌质红，苔白，脉虚弱。治以辛开苦降，和胃降气。选方半夏泻心汤加减。

（7）胃阴不足证：以反酸、反胃、嗳气，时作干呕为主症。以口燥咽干、上脘时有刺痛、似饥而不欲食、便干为次症。舌红苔少，脉细数。治以滋阴养胃，理气降逆。选方麦门冬汤或益胃汤加减。

2. 单方验方

（1）丁香降气汤：丁香、代赭石、柴胡、延胡索、枳壳、黄连、吴茱萸、太子参、甘草。

（2）柴芍三白汤：柴胡 10g，白芍 10g，百合 10g，半夏 10g，陈皮 10g，炒白术

10g，白及10g，煅瓦楞子10g（先煎），郁金10g，海螵蛸10g（先煎），甘草5g。

（3）降逆汤：降香9g，代赭石20g（先煎），陈皮6g，草果3g，川连3g，甘草3g，姜半夏10g，枳壳10，川牛膝10g，桃仁10g，醋延胡索10g。

（4）疏肝清胃汤：海螵蛸20g，川贝母15g，瓦楞子20g，柴胡10g，陈皮10g，法半夏10g，白芍15g，黄连5g，甘草6g。

（5）疏肝健脾渗湿方：柴胡15g，炒白术15g，紫苏15g，厚朴15g，莪术15g，太子参30g，玫瑰花15g，大腹皮15g，枳实18g，青皮15g，金钱草15g，竹茹15g，香附15g，白豆蔻15g（后下）。

（6）降逆启膈散：苏梗10g，枳壳10g，丹参15g，莪术15g，砂仁6g，浙贝母10g，郁金12g，荷叶10g，海螵蛸30g等。

（7）泄肝和胃汤：川连3g，吴茱萸2g，橘皮6g，竹茹10g，麦冬10g，法（姜）半夏10g，枇杷叶10g（包煎），茯苓15g，甘草3g，太子参15g。

（8）大半夏汤加减：半夏10g，党参10g，蜂蜜30g。胃气上逆明显加旋覆花10g，代赭石30g；胃虚兼热加陈皮、竹茹各10g，北沙参15g；胃寒加丁香3g，柿蒂6g。

（9）启膈化瘀汤：沙参15g，麦冬15g，郁金10g，砂仁10g，丹参10g，当归10g，黄芩9g，黄连6g，清半夏10g，浙贝母10g，茯苓15g，白术10g，旋覆花10g，代赭石20g。

（10）调胃降逆汤：人参、白术、茯苓、旋覆花、代赭石、佛手、砂仁、香橼、竹茹、白芍、枳壳、川楝子、延胡索、甘草。

（11）五花芩钱汤：旋覆花12g（包煎），杭菊花10g，绿萼梅10g（后下），玫瑰花10g，合欢花10g，黄芩10g，金钱草15g，八月札10g，麦冬10g，木蝴蝶6g，清半夏10g，煅瓦楞子30g（先煎），浙贝母10g。

（12）清胃制酸汤：吴茱萸、黄连、海螵蛸、浙贝母、木香、砂仁、枳实、蒲公英、白花蛇舌草、百合、白芍、炙甘草、生姜、大枣。

3. 中成药

（1）气滞胃痛颗粒：每次5g，每日3次，适于肝气犯胃证。

（2）达立通颗粒：每次6g，每日3次，适于肝胃郁热证。

（3）荆花胃康胶丸：每次2粒，每日3次，适于肝气犯胃证或气滞血瘀证。

（4）越鞠丸：每次6～9g，每日2次，适于气郁痰阻证。

（5）左金丸：每次3～6g，每日2次，适于肝胃郁热证。

（6）乌贝散：每次3g，每日3次，适于烧心、反酸明显者。

（7）胃康胶囊：每次1～2粒，每日3次，适于肝胆湿热证。

（8）舒肝和胃丸：每次1～2丸，每日2次，适于肝胃不和证。

（9）枳术宽中胶囊：每次3粒，每日3次，适于脾虚气滞证。

4. 药膳调理

本病治疗宜在药物治疗的同时重视饮食与食疗，此有利于缓解症状与术后康复。在日常饮食上，患者宜食低脂肪易消化食物，少食多餐，以软食或半流质、流质为主，温度适中，尤要注意口服中药煎剂忌过烫、过凉。同时，患者应改变不良饮食习惯，避免食用辛辣、刺激、过甜的饮食，如咖啡、浓茶、辣椒等，以免诱发反流。治疗期间忌食虾酱、韭菜、牛肉等辛辣刺激或肥甘厚味之物，多吃蛋白质、维生素含量丰富、质地新鲜的食品。

在具体的食疗处方上，由于病机寒热虚实的不同，临床证型不同，应遵循辨证施膳的原则，选用适宜的药膳进行调理。以下推荐几种药膳用于胃食管反流病的调理：

（1）参苓粥：功效温中健脾，和胃降逆，尤适合脾胃虚寒为甚者。人参3g，茯苓15g，生姜3片，大米100g。制法：先将人参、茯苓、生姜加水共煎2次，合并药液再加大米煮粥，作为早餐食用。

（2）芥菜豆腐汤：功效清热和胃，适用于胃腑湿热较重者。芥菜、豆腐适量。制法：菜切末，豆腐切块，加入水，盐少量调味，煮汤佐餐。

（3）炒胡萝卜橘皮肉丝汤：功效疏肝和胃，对于肝胃不和者效佳。胡萝卜1根，橘皮10g，瘦肉丝适量。制法：橘皮先用清水浸泡至软，胡萝卜切丝，加少量油翻炒，再加入肉丝及橘皮，加入适量水及调味品煮汤。

（4）扁豆山药粥：功效健脾和胃，适用于恢复期脾胃虚弱的各类证型。鲜山药30g（去皮切片），白扁豆15g，大米100g。制法：原料共煮粥，加入少量白糖调味，作早餐或点心食用。

（5）鸡内金山药粥：功效益气健脾，消食和胃，适用于脾胃虚弱、消化功能不良者。鸡内金10g，山药20g，山楂6g，大米120g。制法：先将鸡内金与山药研细末备用，再将山楂洗净去核加水与大米煮成粥。待粥将熟时，将鸡内金与山药粉放入锅中搅匀。服用时调入适量蜂蜜。

（6）参苓枣粥：功效益气和中，健脾益胃，适用于脾胃虚弱者。人参5g，白茯苓20g，小米150g，枣5颗。制法：先将人参与茯苓切成碎块，用水浸泡半小时，再煎取药汁，可将两次煎出之药汁合并，同大枣、小米煮粥，早晚两次服用。

5. 适宜技术

（1）糊剂卧位服药法：根据患者具体情况辨证处方后，将汤药浓煎，头煎和二煎各浓煎成150mL左右，每次药液中加无糖藕粉1～2匙（如无藕粉，可用山药粉或米粉代替），三七粉、白及粉各2.5g，充分调匀后文火加热，边煮边搅，煮沸而成薄糊状半流质药，盛于碗中，患者卧床，左侧卧、平卧、右侧卧、俯卧各咽药1～2匙，若有余药，在仰卧时服完。服药后卧于床上，稍稍翻身，半小时内不饮水进食。每日早晚各1次，若是晚间服药，按上法服完后即睡。此法力求使药物充分与食管黏膜接触，既可形成保护膜，又对病灶直接起作用，提高疗效。

（2）针灸疗法：主穴包括百会、内关、足三里、中脘、四神聪、丰隆、金津、玉液、期门、太冲；操作方法：百会平补平泻不留针，金津、玉液点刺放血，其余穴位常规针刺。中脘、足三里、内关、丰隆四穴针刺后加电针，留针30分钟，每日1次。胸满、胸骨后疼痛者加公孙；咽下不利者加天突、中脘。另外，可对督脉背段进行针刺治疗，取穴：身柱、神道、灵台、至阳、筋缩，针身与皮肤表面呈45°，向上斜刺，得气后行平补平泻之手法，留针30分钟，隔日1次。

（3）药穴指针疗法：所用药物包括郁金24g，香附20g，丁香10g，黄连6g，吴茱萸10g，陈皮18g，半夏24g，旋覆花15g，厚朴24g，生姜10g。加工方法：把上药用棕色瓶装，加入50度白酒，浸制48小时后取药液。治疗方法：操作者每次以无菌棉球蘸取适量药液后，涂敷患者双侧肝俞、胆俞、胃俞及脾俞穴位上，先后使用按揉法、扪法及捏法进行操作，每次操作15分钟，每日2次。

（4）耳穴压豆：耳穴，肝、脾、胰、胆、神门、小肠、皮质下、膈区敏感点、交感，每次取4～5穴。操作方法：将王不留行贴压固定于上述耳穴，进行按压，以出现酸、麻、胀、发热为度，每日按压3～5次，3～4天换1次，双耳交替进行。

（5）穴位外敷：对于兼有脾胃虚寒证、脾肾阳虚证者，可使用穴位外敷治疗。

外敷方组成：炮附子、党参、炒白术、细辛、艾叶、吴茱萸。操作方法：上药打为细粉，纳小棉布包中，固定于神阙穴或中脘穴。

（二）西医康复处理

1. 非药物治疗

（1）体位治疗：餐后保持直立位或散步 15～30 分钟，避免餐后立即卧床，睡觉时取斜坡位。

（2）改变饮食习惯，少食多餐，戒烟酒，避免饱食，少食巧克力、咖啡及高脂食物，避免睡前喝水。

（3）不用或尽量少用促反流药物，如抗胆碱能药物、茶碱、地西泮、多巴胺等。

2. 药物治疗

（1）抑酸药：雷尼替丁、西咪替丁、奥美拉唑等。

（2）胃动力药：多潘立酮、莫沙必利等。

（3）胃黏膜保护剂：硫糖铝。

（三）预防性康复处理

1. 嘱患者戒烟、戒酒，饮食规律，不暴饮暴食，少食多餐。

2. 建议患者低脂、高蛋白饮食；避免进食过冷、过热食物，不饮浓茶、咖啡、烈酒。适当减肥，保持大便通畅。

3. 餐后需饮用少量的温开水，减少摄入食物对食管造成的刺激，控制单次饮水量为 200mL 左右。

4. 忌用抗乙酰胆碱药、茶碱、钙通道阻滞剂、地西泮、麻醉剂等药物。

5. 进餐 3 小时后睡眠，餐后保持直立位或散步 15～30 分钟，避免立即卧位，睡觉时取斜坡位。

6. 必要时可使用抑酸药物，包括质子泵抑制剂和 H_2 受体拮抗剂，抑酸药可以通过抑制胃酸、减轻胃酸对食管黏膜的刺激而缓解症状。

7. 可以给予口服促消化、促动力药。促进胃肠动力药可以促进胃肠动力排空，尤其是术后合并管状胃扩张或者胃瘫患者，可减轻反流误吸症状。

8. 嘱患者平时加强锻炼，增强体质，提高免疫力，避免感冒、咳嗽。

9. 可加强患者对胃食管反流的正确认识，通过正规治疗、心理疏导消除焦虑。

第五节　食管癌放射性食管炎

放射性食管炎是指由放射线照射引起的食管炎症性损害。食管癌放疗过程中，照射野涵盖部分或整个食管，放射线的电离作用会使食管上皮细胞损伤、坏死出现炎症反应，并引起食管蠕动减弱甚至消失，同时还会引起机体白细胞减少，机体免疫力降低，引起食管感染，加重放射性食管炎损伤程度。

放射性食管炎的发生原因与放射技术及患者自身有关，包括放射线的类型、放射线的剂量、放射的面积、放射的次数、患者的机体免疫力等原因。临床表现为：吞咽疼痛或胸骨后疼痛；严重者可出现胸部剧烈疼痛、发热、呛咳、呕吐、呕血，甚至呼吸困难等；症状较重时需警惕食管穿孔或食管气管瘘的发生。

（一）中医康复处理

放射线属中医学之“热毒”，热毒之邪侵入机体，蕴结于内，日久阴液耗竭，导致血脉壅滞，故患者常出现咽下困难伴疼痛，胸骨后烧灼感，口燥咽干，即放射性食管炎的症状。

1. 辨证分型

（1）脾湿内郁，复感火毒证：放射线热毒损伤脾胃，脾胃功能运化失常，湿浊内生，湿热交阻，以胸骨后灼痛，胃脘痞满，恶心欲呕，食入即吐，口干而黏，不欲饮，大便秘结为主要症状，舌红，苔黄厚腻，脉濡数或滑数。治以清热燥湿，调和脾胃。选方葛根芩连汤合平胃散。加减运用：嗳气吞酸较甚者，加代赭石、龙胆草，并加大枳实用量以清降胆胃；胸痛较甚者，加郁金、延胡索以理气止痛。

（2）肝郁气滞，火热上炎证：患者平素性情急躁易怒，郁怒伤肝，肝郁化火，以胸骨后灼痛，嗳气反酸，胸脘胀满，急躁易怒，口干口苦为主要症状，舌红，苔黄，脉弦。治以疏肝和胃，清热解郁。选方化肝煎合左金丸加减。加减运用：心烦口渴，呕吐带血者，加青黛、大黄以凉肝泻胃止血；烦郁不宁，心神不定，夹痰热者，加竹茹以清热化痰。

（3）胃阴不足，火毒伤津证：本病日久，热毒伤阴，以呕吐反复，口燥咽干，胸胁痛，似饥而不欲食为主要症状，舌红少津，无苔，脉细无力。治以滋养胃阴。选方麦门冬汤加减。

（4）气血相搏，瘀毒阻络证：本病日久，热毒伤络，气滞血瘀，以胸骨后疼痛较重，夜间明显，生气后加重，口干不欲饮，伴吞咽困难，胸胁胀满或疼痛，吐黯黑血块为主要症状，舌质黯红，有瘀点或瘀斑，苔薄白，脉弦或沉涩。治以活血化瘀，行气止痛。方选血府逐瘀汤加减。加减运用：气血不足者，加党参、黄芪、阿胶补气养血；出血较多者，去穿山甲等破血之品，加三七等化瘀止血之剂。

2. 中成药

（1）复方苦参注射液：20mL，静脉滴注，每日1次。

（2）华蟾素注射液：10～20mL，静脉滴注，每日1次。

（3）康复新液：10mL，口服，每日3次。外用，用医用纱布浸透药液后敷患处。

3. 单方验方

（1）竹叶石膏汤（《伤寒论》）：竹叶、石膏、人参、麦冬、半夏、甘草、粳米。

（2）桔梗汤（《伤寒论》）：桔梗、甘草。

（3）启膈散（《医学心悟》）：沙参、丹参、茯苓、川贝母、郁金、砂仁壳、荷叶蒂、杵头糠。

（4）甘露饮（《伤寒心要》）：茯苓、泽泻、甘草、石膏、寒水石、白术、桂枝、猪苓、滑石。

4. 药膳管理

膳食管理的总原则是鼓励患者摄取优质蛋白、富含维生素、高热量、低脂易消化饮食。

定时定量进食，不宜过饱，少量多餐；进餐后散步或坐位30分钟后再平卧休息，以免引起食物反流加重食管黏膜炎症；进食速度宜慢，食物须捣碎，细嚼慢咽，进食前可饮用少许生茶油或鱼肝油润滑食管，以免块状食物卡在食管狭窄处；进食后饮少量温开水以冲洗食管，减少食物残渣滞留食管导致黏膜的充血、水肿，减轻食管炎症状。

忌吸烟、饮酒、辛酸咸辣等食物以减少对食管黏膜的刺激；忌粗纤维、坚硬、油炸、骨头、鱼刺等食物以防止损伤食管黏膜；忌食物温度过高以避免烫伤食管黏膜。

5. 适宜技术

穴位外敷：取适量消炎止痛膏（独活、芒硝、生天南星、皂荚、生草乌、冰片、水杨酸甲酯)，用压舌板均匀地涂抹于3层厚的无菌纱布上制成贴膏，厚度1~2mm，在贴膏表面均匀撒上少许冰片，贴于足三里、天突、膻中穴，妥善固定，每天更换1次。

（二）西医康复处理

放射性食管炎的治疗以消炎，保护食管黏膜，抑制胃酸为原则，并积极预防并发症。

轻度患者可给予药物解除食管平滑肌痉挛和保护食管胃黏膜，并抑制胃酸，防止胃酸反流入食管加重食管炎症。若并发食管穿孔，根据适应证积极选择手术治疗；若并发食管气管瘘，宜早期进行手术治疗，根据病情做瘘管修补，以便饲食和控制吸入性肺炎。

（三）预防性康复处理

预防性康复处理应保持口腔清洁，减少食管黏膜感染的机会。放疗期间可选择制酸剂、H_2受体拮抗剂、表面麻醉剂、食管动力药等，缓解急性放射性食管炎的症状。

第六节　食管癌放射性皮炎

放射性皮炎指由放射线照射引起的皮肤黏膜炎症性损害。放疗初期，照射部位组织释放组胺类物质，使皮下毛细血管通透性增加，可出现红斑、瘙痒。放疗中期，红斑持续存在，皮脂腺和汗腺受到进一步破坏，可引起皮肤干燥、萎缩和纤维化。放疗后期，基底细胞无法分裂增殖、迁移和角化，加上成纤维细胞功能障碍，最终导致照射区皮肤出血和坏死。

放射性皮炎的发生原因与放射技术及患者自身耐受性有关。具体而言，包括放射线的类型、放射线的剂量、放射的次数、患者的皮肤敏感程度等因素。临床表现：皮肤干燥、粗糙、红斑、肿胀、烧灼感、痛痒感、色素沉着、干性脱皮、毛发脱落，甚至水疱、湿性脱皮、皮肤溃破、出血坏死及皮肤萎缩等。

（一）中医康复处理

中医学认为，放射性皮炎乃燥热邪气致病，日久伤阴。燥热之邪侵于皮肤，津液耗灼致皮肤干燥，出汗减少；热入营血，血热交结，可见皮肤红斑；日久燥热邪气致使津液耗伤，可见瘙痒、脱屑；血热伤经络，经络不通而灼痛。

针对放射性皮炎的发病机制，治疗上多采用清热解毒、润燥生津、活血祛瘀、凉血生肌为主的治法，而中医局部外治是治疗放射性皮炎的常用之法。

1. 油剂

（1）溃疡油（国家名老中医李佩文教授）：生黄芪、当归、红花、紫草、大黄、炉甘石等，与植物油同熬。使用时用无菌棉签蘸取少许溃疡油，均匀涂抹于患处，外涂范围以超出创面 1cm 为宜，厚约 2mm，并加盖无菌纱布，每次 1 小时，早晚各 1 次。

（2）复方紫草油：甘草、黄柏、黄芩、黄连、紫草各 60g，并用冰片 10g 研粉，放灭菌容器内，用芝麻油浸泡 1 周后搅匀即可使用。清洁皮肤创面后，用无菌纱布覆盖于放射性皮炎创面并适当加压包扎。

（3）山茶油：茶油为山茶科植物油茶种子的脂肪油，清洁皮肤创面，待创面干燥后将山茶油均匀涂于创面，外涂范围以超出创面 1cm 为宜，每天 4 ~5 次。

2. 膏剂

（1）凉血解毒膏（河北医科大学）：生大黄、紫草、芦荟、地榆、芙蓉叶、蒲公英、大青叶、冰片。清洁皮肤后，用凉血解毒膏均匀涂在皮损部位，外涂范围以超出创面 1cm 左右为宜，厚 1 ~2mm，每天 3 次。

（2）湿润烧伤膏：黄连、黄芩、黄柏、地龙、罂粟壳和麻油制成膏剂。清洁皮肤或皮肤创面后，直接涂抹于创面上，外涂范围以超出创面 1cm 为宜，厚 3 ~5mm，并轻轻按摩，每天 1 次。

（3）放射防护膏（山东省医学科学院）：白鲜皮、苦参、紫草、当归、甘草、白芷、血竭、冰片、氯霉素粉。放疗照射前清洗皮肤，将药物均匀涂抹于照射野，外涂范围包括照射野外 3cm 的皮肤，厚度约 1mm，每日 2 ~3 次，直至放疗后2 ~3 周结束。

3. 汤液

（1）康复新液：3 层纱块用药液全部浸湿，湿敷于清洁创面，保持 30 分钟，每日 4 次。

（2）三黄液：黄连、黄芩、黄柏或大黄等为主药浓煎后湿敷于清洁创面，每日 4 ~6 次，每次敷 15 ~20 分钟。

（3）虎杖煎剂（广东省中医院）：虎杖、蒲公英、丹皮、乳香等浓煎后湿敷于清洁创面，每日4～6次，每次敷15～20分钟。

4. 单药

芦荟胶：①预防用药：清洁放疗区域皮肤，直接将芦荟胶涂抹于放疗区域皮肤，覆盖整个放疗区域，从放疗开始用至放疗结束，每日2～3次。②治疗用药：涂抹芦荟胶于放射性皮炎处，厚涂覆盖整个皮损处，每日4～6次。

5. 药膳调理

注意饮食营养搭配，进食宜慢，少食多餐。多食用优质蛋白、富含维生素、易消化的食物和新鲜蔬菜、水果。忌吸烟、饮酒、辛辣酸咸等刺激性食物。

（二）西医康复处理

放疗中出现放射性皮炎，应尽早给予积极治疗，以防发生严重的皮损，影响放疗进程。可选用磺胺嘧啶银均匀地涂于创面上，降低放射诱导皮肤损伤的严重程度，或选用重组人表皮生长因子喷剂喷于创面，加快放射性组织创面的修复。

需注意的是，如发生融合性湿性脱皮、凹陷性水肿、溃疡出血坏死及放射性皮肤反应时，应立即暂停放疗和脱离射线，并进行综合治疗。

（三）预防性康复处理

放射性治疗时，注意不要佩戴金属类物品，可选用皮肤保护剂，如芦荟凝胶、三乙醇胺乳膏、透明质酸等药物减轻照射区皮肤的干燥，改善局部微循环。放射性治疗后，注意照射区域皮肤的保护，避免各种因素对皮肤的刺激。

第七节　食管癌放射性肺损伤

一、放射性肺损伤的临床表现

放射性肺损伤是胸部恶性肿瘤放疗过程中常见的并发症之一，是指一定体积的正常肺组织受到一定剂量照射后产生的一系列病理生理变化，导致急性渗出性或肺组织纤维化改变，最终影响患者的呼吸功能。放射性肺损伤所产生的并发症包括急性放射性肺炎和放射性肺纤维化。从放射生物学角度考虑，通常将发生于放疗开始后3个月内的肺损伤称为急性放射性肺炎，急性期表现多为渗出性炎症；放疗开始3个月后发生的肺损伤一般称为晚期放射性肺损伤，晚期损伤多为放射性肺纤维化，但也有急性渗出性炎症表现者。急性放射性肺炎和放射性肺纤维化是放射性肺损伤的连续过程，两者之间并没有明显的界限，故在临床实践中通常将其合并称为放射性肺损伤。放射性肺损伤的发病原因比较明确，因食管癌尤其是胸中下段癌，在其放疗过程中，周围的肺组织不可避免会受到照射，当一定体积的肺组织接受一定剂量照射后就会诱发肺损伤。

放射性肺损伤的发生除与肺受照射的剂量、体积因素有关外，其他因素如患者的年龄、基础肺疾病和肺功能、其他基础性疾病、肺受照射的部位以及药物的应用等，都会导致放射性肺损伤的发生。患者接受放疗前或同期应用化疗（紫杉醇、多西他赛等），放射性肺炎的发生率会明显增加，另靶向药物与放疗联合应用也会增加放射性肺损伤风险。

急性放射性肺炎一般在放疗末或放疗结束 1 ~2 个月时发生，但合并高危因素时，如接受同期化疗、受累肺体积过大或遗传性放射性损伤高度敏感者，肺炎也可能发生于放疗开始后的 2 ~3 周。急性期过后，临床症状减轻，但组织学改变将继续进展，逐渐进入纤维化期，放射性肺纤维化一般发生在放疗结束后 2 ~4 个月以后。放射性肺炎临床症状无特异性，通常表现为咳嗽、气短、发热。放射性肺纤维化临床症状多以气短为主，合并感染者可出现发热、咳嗽、咳痰。

二、放射性肺损伤的康复管理

（一）中医康复处理

1. 急性放射性肺炎

急性放射性肺炎系火毒之邪损伤阴液、耗伤正气，导致气阴两虚。治疗以清热解毒、益气养阴法为主。

（1）中药内服配合雾化吸入：百合固金汤加减（生地黄 10g，熟地黄 12g，麦冬 15g，百合 20g，川贝母 9g，玄参 10g，沙参 15g，天花粉 10g，石斛 12g，鱼腥草 30g，薄荷 5g）配合参麦注射液雾化吸入，可减轻患者临床症状，降低患者炎症反应水平，增强机体免疫功能。

（2）中成药

①复方苦参注射液：2 ~4mL，肌内注射，每日 2 次；或 12mL，用 0. 9% 氯化钠注射液 200mL 稀释后静脉滴注，每日 1 次，儿童酌减。

②痰热清注射液：20mL，加入5%葡萄糖注射液500mL后静脉滴注，注意控制滴数在每分钟60滴内，每日1次。

③丹红注射液：2～4mL，肌内注射，每日1～2次；4mL，加入50%葡萄糖注射液20mL稀释后缓慢静脉注射，每日1～2次；10～60mL，加入5%葡萄糖注射液100～500mL稀释后缓慢静脉滴注，每日1～2次。

（3）中药茶饮：金莲花10g，枸杞子10g，生黄芪10g，南沙参10g，红花10g，太子参5g，打成粗粉，每袋40g，装入茶纸袋中。此茶饮可改善肺通气，促进损伤肺组织的修复，降低急性放射性肺炎的发病率及延缓肺纤维化。

（4）药膳调理：放疗期间可进食雪梨、百合、枸杞子、燕窝、杏仁粉、山药等食物。

甘蔗石榴鸡子黄饮：适用于食管癌放疗后干咳少痰，口干咽燥者。生山药45g，甘蔗汁30g，酸石榴汁18g，生鸡子黄4只。

（5）适宜技术：针刺治疗可调畅气机，恢复脏腑气化功能。选取天突穴、夹喉穴，再快速点刺大椎、风门、风池、百会、列缺、曲池、足三里、中脘、膻中、天枢、气海、膏肓、三阴交，雀啄进针，得气后平补平泻，留针30分钟，每日1次。

2. 放射性肺纤维化

与放射性肺炎相比，放射性肺纤维化系肺脾气虚，酝酿生痰，痰浊壅于肺，病久深入，气虚血瘀，痰瘀交阻而成。治疗不同于急性放射性肺炎治法之清热解毒、清肺养阴，本病应以益气养阴、化痰逐瘀为法。

（1）辨证论治

①益气活血法：常选用参芪益气汤（黄芪30g，丹参10g，三七10g，水蛭6g，降香10g，五味子10g，细辛3g，甘草6～9g）联合雾化吸入布地奈德。可延缓肺纤维化的进展，改善肺功能，缓解临床症状。

②益气养阴法：常选用养阴益气方（党参30g，麦冬10g，生百合10g，生地黄12～15g，半夏10g，北沙参10g，川贝母9g，玉竹10g，白术10g，黄芪30g，桔梗10g，紫菀10g，竹茹10g，五味子10g），水煎服。

③活血化瘀法：常选用血府逐瘀汤（红花9g，桃仁10g，当归9g，川芎10g，牛膝9g，赤芍6g，枳壳10g，柴胡6g，甘草6g），水煎服。可通过阻断炎性因子的表达，降低放射性炎症损伤程度，修复抑制肺纤维化，改善放疗对机体的免疫

抑制。

（2）单方验方

①升降散：适用于干咳、气短，大便不利、干结者。药物组成：僵蚕7g，蝉蜕3g，姜黄6g，大黄3g，水煎服，每日2次。

②新加升降散：适用于严重胸闷、呼吸困难、烦躁者。药物组成：僵蚕7g，蝉蜕7g，姜黄7g，大黄7g，栀子6g，豆豉9g，连翘9g，薄荷4g，水煎服，每日2次。

③化纤汤：适用于咳嗽剧烈，咳痰不利者。药物组成：半夏10g，瓜蒌10g，浙贝母10g，前胡10g，陈皮10g，水煎服，每日2次。

（3）中成药

①复方苦参注射液：2～4mL，肌内注射，每日2次；或12mL，用0.9%氯化钠注射液200mL稀释后静脉滴注，每日1次，儿童酌减。

②丹参川芎嗪注射液：5～10mL，用5%～10%葡萄糖注射液或生理盐水250mL～500mL稀释后静脉滴注。

③痰热清注射液：20mL，加入5%葡萄糖注射液500mL后静脉滴注，注意控制滴数在每分钟60滴内，每日1次。

④生脉注射液：25～60mL，用5%葡萄糖注射液250～500mL稀释后静脉滴注。

⑤百令胶囊：每次2～6粒，口服，每日3次。

（4）饮食调护：应注重健脾养阴的饮食，少进食辛辣刺激之品，建议食用薏苡莲米粥、银耳汤，或玄麦枸杞（玄参10g，麦冬10g，枸杞子10g）泡水代茶饮。

（二）西医康复处理

轻度放射性肺炎可暂予观察，症状性肺炎需及时处理。如3级、4级放射性肺损伤，部分伴有发热或CT检查提示有急性渗出性改变者应及时给予糖皮质激素应用；在无感染证据前提下，可预防性应用非限制性抗生素；若患者出现呼吸困难，应给予吸氧、祛痰、应用支气管扩张剂、糖皮质激素处理，以保持呼吸道通畅，改善症状；4级放射性肺炎者，可考虑行气管切开、机械辅助呼吸。

（三）预防性康复处理

放射治疗开始前应全面评估患者发生放射性肺损伤的风险；治疗计划制定过程中应根据肺的耐受剂量权衡利弊，调整治疗策略；在治疗过程中，应加强护理，注意预防肺部感染，以免相互影响，加重放射性肺炎的发生。

第八节　食管癌化疗胃肠道反应

食管癌是常见的上消化道恶性肿瘤，现阶段化疗是食管癌患者治疗的重要策略之一。然而，化疗药物会引起一系列的不良反应，其中最常见的是恶心呕吐、腹泻、便秘，影响患者的生活质量和依从性。因此，预防化疗引起的胃肠道反应，对于提高食管癌术后患者后续治疗的效果具有十分重要的意义。

一、恶心和呕吐

化疗引起的恶心、呕吐是常见的胃肠道反应，影响患者饮食、精神状态和治疗信心，并可能造成患者代谢紊乱、营养失调、体重减轻等。如何把恶心、呕吐反应减至最小，使患者消除化疗恐惧心理，顺利完成化疗，这是化疗效果和患者康复的保证。化疗药物引起的呕吐是一个复杂的过程，其原因是细胞毒性药物刺激位于小肠黏膜的嗜铬细胞释放，促进神经活性物质激活外周及中枢神经系统内的相应受体，从而产生恶心、呕吐。另外，在食管癌根治－胃代食管术后，胃的解剖位置发生了改变，上提至胸腔，胃－食管吻合口位于胸内（主动脉弓上或弓下）或颈部，更易于产生呕吐。

临床表现因个人耐受差异、精神类型、药物毒性及药量大小等而不同，急性的呕吐常发生在给予化疗药物的数分钟至数小时内，并在5~6小时达到高峰，恶心呕吐往往比较严重，但一般在24小时内可缓解，发生率为12%~59%；延迟性的呕吐常在化疗后24小时后发生，其中多发生于化疗后24~48小时，发病率为19%~75%；预期性呕吐的患者在化疗开始之前即发生，主要由精神、心理因素等引起，同时伴随焦虑、抑郁，发病率为18%~57%。由于恶心、呕吐常伴有厌食，故患者易出现脱水及电解质紊乱，需严密监测生命体征及血常规、肝肾功能、电解质情况，保持水、电解质平衡。

呕吐分级（度）：①0级：无恶心及呕吐；②Ⅰ级：恶心；③Ⅱ级：暂时性呕吐；④Ⅲ级：呕吐，需要治疗；⑤Ⅳ级：难控制的呕吐。

化疗药引起呕吐的分类：

1. 按呕吐发生的规律可以分为以下五类

（1）急性呕吐：用药后数分钟到数小时内出现，多于用药后5~6小时达到最高峰，一般24小时内缓解。

（2）迟发性呕吐：于用药24小时后出现，常见于顺铂。

（3）预期性呕吐：前一次化疗中出现恶心和（或）呕吐的患者，在下一次化疗开始前就出现恶心呕吐，属于条件性反射，呕吐的发生与肿瘤化疗药物本身无关，是由精神和心理因素主导的。

（4）突破性呕吐：指在给予预防性止吐治疗后仍出现且需解救治疗的呕吐。

（5）难治性呕吐：指预防性或解救性止吐治疗均失败的呕吐。

2. 根据化疗药物的致吐潜能可分为三类

（1）低致吐性：如多西他赛、氟尿嘧啶、吉西他滨等。

（2）中致吐性：如卡铂、奥沙利铂、伊立替康等。

（3）高致吐性：如顺铂等。

（一）中医康复处理

化疗引起的恶心、呕吐属于中医学“呕吐”“反胃”范畴。中医学认为其病因病机是治疗恶性肿瘤药物的毒性反应、情志抑郁等因素，导致脾胃运化升降功能失司。

1. 辨证论治

（1）脾胃虚弱证：表现为食欲不振，胃脘部胀闷，食入难化，恶心呕吐，纳呆乏力，大便不畅，舌苔白滑，脉象虚弦。治以温中健脾，和胃降逆。选方香砂六君子汤加减。若呕吐频繁，可酌情加旋覆花、代赭石以镇逆止呕；若呕吐清水较多，脘冷肢凉者，可加附子、肉桂、吴茱萸以温中止呕。

（2）胃阴不足证：表现为呕吐反复发作，胃脘部不适，口干乏力，纳差消瘦，舌红少津，脉象细数。治以滋养胃阴，和胃降逆。选方叶氏养胃汤加减。若呕吐剧烈者，加竹茹、枇杷叶滋养胃阴；口干、舌红、热甚者，可加黄连清热止呕；大便干结者，可加瓜蒌仁、火麻仁、白蜜以润肠通便；伴倦怠乏力，可加太子参、山药益气健脾。

2. 中成药

（1）香砂六君子丸：6g，口服，每日2次。

（2）越鞠丸：6～9g，口服，每日3次。

（3）保和丸：6～9g，口服，每日2次

3. 药膳调理

鲜芦根汤：功能清胃止呕，可治疗化疗期间的恶心、口干等症状。鲜芦根120g，冰糖30g。加水约500mL，煮鲜芦根20分钟，加入冰糖溶化即可。每日1~2次，或代茶饮。

4. 适宜技术

（1）耳穴压豆：将王不留行籽贴在0.8cm×0.8cm胶布上，探棒探穴，75%酒精棉签消毒后，胶布贴于双侧耳穴。取双耳神门穴、交感穴、胃穴、脾穴。贴于神门穴可镇静、止吐；贴于交感穴可缓解因迷走神经兴奋而产生的恶心、呕吐；贴于胃穴、脾穴可调中焦、和脾胃、理气降逆。

（2）雷火灸：患者取平卧位，双脚自然伸直。选取双足三里穴、上脘穴、中脘穴、建里穴、下脘穴，或将灸盒置于足三里及胃脘部，自化疗周期第1天开始治疗，每次20~30分钟，每日1次，连续治疗7天。

（3）穴位贴敷：可选用单味药如吴茱萸、生姜、大蒜等，或经典方如小半夏汤、三子养亲汤、大承气汤、丁萸理中汤等加减，或其他自拟方，制膏贴于内关穴、神阙穴、足三里穴、中脘穴、涌泉穴等处。

（4）穴位按摩：用拇指、食指或中指指腹对选定穴位进行点按、点揉，交替进行。力度以患者感到酸、麻、胀、痛为准。每日至少3次，每穴施压时间为3~5分钟，两穴位交替按压，可在每天化疗前和进餐时间进行。

（5）针灸法：多选用足三里、中脘、内关等穴位针刺或艾灸。

（6）穴位注射：选用艾迪注射液、盐酸甲氧氯普胺注射液、华蟾素注射液进行双侧足三里穴位注射。每日1~2次。

（二）西医康复处理

目前，化疗引起恶心、呕吐的治疗主要以预防为主。根据化疗药物致吐风险，结合患者既往发生化疗后恶心、呕吐的情况，个体化选择合理的止吐药物，如多巴胺受体拮抗剂、5-羟色胺受体拮抗剂、神经激肽（NK_1）受体拮抗剂，必要时可选用镇静药物及肾上腺皮质激素类药物。对于恶心呕吐明显、不能进食者，应静脉滴注脂肪乳、葡萄糖、电解质等。

（三）预防性康复处理

预防性康复处理主要从心理疏导、饮食指导、日常护理及预处理四方面进行。

医护人员在化疗前应告知患者注意事项，多与患者沟通，及时消除患者对化疗的恐惧心理，帮助患者树立战胜疾病的信心。并通过饮食及日常护理方面的指导来尽量避免或减轻恶心、呕吐症状。另外，要根据管理环境、给药途径、致吐潜能与化疗药物的种类及使用顺序、依从性（顺应性）的问题及个体风险因素针对性地设计止吐方案。

二、腹泻

食管癌常用的化疗药物如氟尿嘧啶、卡培他滨、紫杉醇、伊立替康等可使胃肠道上皮细胞损伤，增加肠管蠕动，影响水分和营养的吸收，而发生腹泻。化疗相关性腹泻不仅会降低患者的生活质量，还会导致水电解质紊乱、脱水、感染，严重可导致休克、死亡。

化疗后引起腹泻的因素有很多，如细胞毒性药物作用于胃肠道上皮细胞、肠道菌群移位引起的感染性腹泻；肿瘤患者的紧张、抑郁及焦虑情绪；化疗药物对黏膜上皮细胞的直接损伤；患者肠道内寄生的正常菌群因化疗后饮水、进食减少而大量繁殖；大量抗生素及糖皮质激素的应用使某些致病菌、真菌异常繁殖，引起肠道溃疡感染。

现临床中常根据患者不同的临床表现对化疗后腹泻情况进行分级。

美国东部肿瘤协作组（ECOG）关于化疗引起腹泻的分级：

0 级：无腹泻。

1 级：排便次数增加 2 ~3 次/日。

2 级：排便次数增加 4 ~6 次/日，夜间排便，中度腹部绞痛。

3 级：排便次数增加 7 ~9 次/日，排便失禁，重度腹部绞痛。

4 级：排便次数增加≥10 次/日，脱水，需肠外营养。

日本腹泻判断标准（Japan clinical oncology group，JCOG）：

1 级：排便次数较前增多 2 ~3 次/日。

2 级：每日排便 4 ~6 次，夜间腹泻伴有腹痛。

3 级：每天腹泻 7 ~9 次，腹泻加重。

4 级：每天腹泻 10 次以上，有血性腹泻。

（一）中医康复处理

化疗药物为细胞毒性药物，作用于人体，极易损伤人体正气，导致脾胃功能受损，升降失常。脾胃主受纳、腐熟、运化水谷等物质，若其功能受损，腐熟运化水谷、水液的功能下降，则气血津液的化生来源不足、机体的消化吸收功能失常，且易酿生痰湿等病邪，脾主升清，清阳不升则致泄泻。

1. 辨证分型治疗

（1）脾虚湿盛证：脾虚失运，生湿化浊，以致清浊不分，以大便时溏时泄，腹胀不适，胃脘满闷，四肢失温，困倦乏力，神疲，面色萎黄，纳呆为主症，舌淡，苔白腻，脉缓。治以健脾益气，化湿止泻。选方补中益气汤合参苓白术散加减。

（2）肝脾不和证：情志不畅，肝气郁滞，肝失疏泄，横逆犯脾，则脾失健运，以忧思郁怒，或焦虑紧张，致使腹痛、腹泻，腹中肠鸣，伴有胸胁胀闷不适，嗳气频作，矢气频发，食少腹胀，神烦为主症，舌淡红，苔白腻，脉弦。治以疏肝理气，健脾止泻。选方痛泻要方加减。

（3）脾肾虚衰证：癌病日久，损耗人体正气，以致体虚，累及脾肾，加之化疗药损脾伤肾，日久脾肾俱虚，温煦不利，固摄失职，以腹痛、肠鸣即泻，完谷不化，久泻不止，疲乏无力，形寒肢冷，脐腹冷甚，腰膝酸软，食少纳呆为主症，舌淡体胖或伴有齿痕，苔白，脉沉细无力。治以健脾温肾，固摄止泻。选方乌梅丸加减。

2. 中成药

（1）复方黄连素片：每次4片，口服，每日3次。

（2）蒙脱石散：每袋倒入50mL温水中，搅匀后服用。儿童：1岁以下，每日1袋；1～2岁，每日1～2袋；2岁以上，每日2～3袋，均分3次服用。成人：每次1袋，每日3次。

（3）参苓白术散：每次6～9g，口服，每日2～3次。

3. 药膳调理

由于腹泻可造成大量胃肠分泌液损失，产生水、电解质代谢及酸碱平衡紊乱，所以应让患者卧床休息，鼓励饮水，食用流质或半流质等少渣食物，含纤维素多的蔬菜水果等不应吃，以防刺激肠蠕动使腹泻加重。脾虚腹泻患者还可在平常多吃莲子、芡实、炒薏苡仁等食物。另有以下两个食疗方适合脾虚腹泻。

（1）白术猪肚粥：益气健脾，利湿。猪肚 1 个，白术 60g，生姜少许，粳米 100g。洗净猪肚，切成小块，将猪肚同白术、生姜煎煮取汁，去渣，用汁同米煮粥食用。猪肚可取出，加麻油、酱油佐餐。每日 1 次，早餐食用。

（2）莲子粥：健脾止泻。莲子粉 50g，粳米 120g。将莲子粉与洗净的粳米同放锅内，加入清水，先用旺火煮沸，再改用小火煮熬 20～30 分钟，以米熟烂为度，每日 2 次，早晚餐食用。

4. 适宜技术

（1）雷火灸：患者取平卧位，双脚自然伸直。选取双足三里、上脘、中脘、建里、下脘穴，将灸盒置于足三里及胃脘部，自化疗周期第 1 天开始治疗，每次 20～30 分钟，每日 1 次，连续治疗 7 天。

（2）针灸治疗：以中药汤剂配合针刺治疗对化疗药物引起的重度腹泻可取得良好效果。针刺穴位选用足三里、上巨虚、中脘。还可每日用多功能艾灸仪灸神阙、关元、天枢、大肠俞、足三里、中脘穴各 1 次，每次 30～40 分钟，施灸温度 40～45℃。或以针刺配合隔姜灸来治疗化疗后泄泻。

（3）中药灌肠：败酱草 30g，苦参 15g，皂角刺、白芷、黄连各 10g，煎水 100mL，保留灌肠，每日 1 次。

（4）脐部敷贴：诃子 10g，肉豆蔻 15g，炒艾叶 10g，肉桂、吴茱萸各 6g，丁香 10g，诸药研细末，以麻油适量调和敷脐，外用麝香镇痛膏粘贴固定。或以诃子 15g，肉豆蔻 15g，炒艾叶 10g，肉桂、公丁香各 10g，研细末后，加云南白药调匀，以生菜籽油调和适量敷脐上，每日换药 1 次。

（5）其他疗法：如捏筋脉法、穴位埋线法、小麦粒灸法等。

（二）西医康复处理

不伴其他并发症状和体征的Ⅰ度、Ⅱ度腹泻，以饮食调节为主。若腹泻伴发热呕吐、肠绞痛、血便、一天腹泻 10 次以上等，需积极处理，必要时可应用止泻药物。如肠蠕动抑制剂洛哌丁胺、地芬诺酯等；抗分泌制剂如生长抑素等；黏膜保护剂如蒙脱石散、硫糖铝等；微生态制剂如整肠生等；收敛止泻剂如药用炭、铋剂、鞣酸蛋白等。2 级及以上腹泻应停止抗肿瘤治疗直至症状消失，下一周期治疗酌情降低剂量。

（三）预防性康复处理

预防性康复处理需要注意心理疏导、饮食指导及日常护理三个方面。患者化疗前，要做好宣教工作，让患者做好心理准备。一旦出现腹泻后，要帮助患者缓解紧张、恐惧、焦虑和不安的情绪，树立战胜疾病的信心。同时要嘱患者清淡流食，摄取含钾高的食物如香蕉、马铃薯及梨、杏等。日常中要注意多摄取温水以防脱水，还可定时温水坐浴，减轻肛门不适。

三、便秘

便秘是食管癌化疗后常见的并发症之一，其发生率约为15%。表现为排便次数减少、粪便干硬和或排便困难。排便次数减少指每周排便少于3次。排便困难包括排便费力、排出困难、排便不尽感、排便费时等。便秘严重影响肿瘤患者的生活质量。化疗后便秘的发生机制较为复杂，主要包括：药源性因素，如化疗药等药物的神经毒性使胃肠道平滑肌蠕动减弱，进而出现肠麻痹；饮食因素，化疗期间食欲减退，饮食中缺乏液体和纤维；生活习惯改变，患者在化疗期间长期卧床，减慢了胃肠蠕动，食欲降低，减少了水分和食物的摄入，肠内容物无法对正常蠕动产生刺激；心理因素，如紧张、焦虑、恐惧等引起交感神经兴奋占优势，抑制了副交感神经，导致胃肠道神经受到抑制，胃肠蠕动差。其临床表现还包括腹胀、腹痛、烦躁、食欲减退及焦虑等症状，严重者还会发生肛裂。

（一）中医康复处理

中医学认为化疗相关性便秘患者以虚证居多，因癌毒侵袭人体，消耗人体精微物质，癌毒久聚，素体亏虚，无力抗邪，加之放化疗后，耗伤人体精微物质，致使脾胃亏虚，气阴不足，大肠传导失司而发为便秘，其本质多属本虚标实。

1. 辨证分型治疗

（1）气虚证：症见大便数日不解，时有便意，临厕努责，汗出短气，便后倦怠乏力，或心悸眩晕，舌淡苔薄，脉虚缓。治以益气润肠通便。方选补中益气汤加味（黄芪、人参、生白术、升麻、柴胡、陈皮、甘草、山药、肉苁蓉、火麻仁、鸡内金、茯苓、白花蛇舌草）。

（2）血虚证：症见大便失润难解，伴面色萎黄，心悸失眠，皮肤不润，口干咽燥，舌淡苔白，脉细涩。治以养血润燥。方选四物汤加味（熟地黄、当归、炒白芍、川芎、何首乌、肉苁蓉、柏子仁、火麻仁、白花蛇舌草、香附)。

(3)津亏证:症见大便燥结难行,腹胀隐痛,欲便不能,口燥咽干,五心烦热,夜眠少寐,舌质淡红,苔少缺津,脉弦细数。治以养阴增液。方选增液汤加味(玄参、生地黄、麦冬、天花粉、天冬、黄芪、肉苁蓉、火麻仁、佛手、枳壳、女贞子、北沙参、桃仁、白花蛇舌草)。

(4)湿滞证:症见大便黏腻不爽,便而难行,腹胀呕恶,倦怠乏力,腹部胀满,心烦口苦,舌苔白腻或黄腻,脉弦或滑。治以化湿导滞。方选枳实导滞丸加味(枳实、神曲、大黄、茯苓、黄芩、白术、土茯苓、黄连、莱菔子、槟榔)。

2. 中成药

(1)当归龙荟丸:每次6g,口服,每日2次。

(2)芪蓉润肠口服液:每次20mL,口服,每日3次。

(3)麻仁软胶囊:每次1~2粒,口服,每日1次。

3. 药膳调理

嘱患者多食用食物性纤维素物质,常见的有菌类、水果类、豆类等。膳食纤维作为肠内异物能刺激肠道的收缩和蠕动,能加快大便排泄。鼓励患者多饮水,每天起床后早餐前喝1杯温开水,可湿润肠道和刺激肠蠕动;适当进食有润肠通便作用的食物,如蜂蜜、芝麻、核桃等。

另有食疗方:山楂30g,麦芽30g,陈皮20g,薏苡仁30g,胡萝卜150g(切小块),玉米1个(切小节),加水1000mL,文火煎煮30分钟,去渣,食时加蜂蜜2汤勺。

4. 适宜技术

(1)穴位贴敷:以药散所制敷贴贴于神阙、足三里、天枢、脾俞、大肠俞等处。选方用药上多选取泄热通腑、行气软坚散结之品,如大黄、芒硝、厚朴等,并佐以养血益气扶正之当归、黄芪等。除神阙穴外,还可选取大肠俞配天枢调畅脏腑气机,足三里配脾俞益气养血,并配合行气泄热通便的中药,使气血得运,腑气得通则糟粕自下。

(2)穴位按压:可通过揉、按、压的手法按压足三里、天枢、关元、神阙,或以摩法、推法按摩中脘、天枢、关元、气海穴,或以揉法按摩中脘、天枢、气海等穴位。

（3）中药离子导入法：将药物通过中频电流导入患处皮肤或穴位。本法具有改善微循环、促进细胞修复等作用，有利于肠道蠕动功能的恢复。副作用低，安全性高。

（4）针灸治疗：通常选择胃经之合穴足三里健脾和胃、恢复运化，内关、中脘疏理气机、健脾和中，三阴交补益气血、调补肝脾。

（5）经皮穴位电刺激：可通过经皮穴位电刺激气海、天枢、足三里等穴以达健脾胃、畅气机、通腑气之效。

（6）耳穴压豆：常选用直肠、大肠、小肠、三焦等耳穴。本法可通利肠腑，通导糟粕，并调畅全身气机。

（7）中药热熨：常选用腹部穴位。本法可增加局部皮肤通透性，提高人体对药物的吸收，促进肠道血液循环，改善肠道蠕动功能，从而发挥行气消积、导滞通便的功效。

（8）其他：如穴位埋线、热敏灸、麦粒灸、中药足浴等。

（二）西医康复处理

西医康复处理主要是通过使用渗透性药物如甘露醇、乳果糖、山梨醇、聚乙二醇等；刺激性导泻药如大黄、番泻叶和芦荟等植物性泻药；以及大便软化剂如开塞露、液状石蜡、多库酯钠等来帮助化疗后患者排便。但长期大剂量地使用以上药物，会引起肠道水、电解质紊乱，或者可能引起人体对脂溶性维生素及钙、磷的吸收不良，因此不宜长期使用。

（三）预防性康复处理

预防性康复处理主要包括心理疏导、饮食指导及日常护理三个方面。可通过心理疏导帮助患者合理调节生活方式，保持积极乐观的心态，配合临床治疗；并通过对饮食方面及日常生活方面的教育指导，帮助患者更顺利地排便，减轻便秘对化疗后患者的困扰。

第九节　食管癌化疗骨髓抑制

骨髓抑制是多数化疗药的常见不良反应，大多数化疗药可引起不同程度的骨髓抑制，使周围血细胞数量减少。临床上常见的易引起骨髓抑制的药物有多柔比星、卡铂、异环磷酰胺、长春碱类等。

正常情况下，骨髓内细胞的增殖、成熟和释放与外周血液中粒细胞的衰老、死亡、破坏和排出呈相对平衡状态。抗肿瘤药物可作用于癌细胞增殖周期的不同环节，抑制 DNA 分裂增殖能力，从而起到对恶性肿瘤的治疗作用。但由于化疗药物缺乏选择性，在杀死大量恶性肿瘤细胞的同时亦可杀死不少正常骨髓细胞，尤其是对粒细胞系影响最大，从而出现骨髓抑制，多见白细胞减少，甚则全血细胞减少。

骨髓抑制主要表现为红细胞减少、中性粒细胞减少和血小板减少。血细胞中任何一种成分的减少都会使机体产生相应的不良反应：当红细胞数量减少到一定程度时容易诱发贫血，常见症状包括疲劳、头晕和呼吸短促等；中性粒细胞具有吞噬细菌、防御疾病的作用，其数目过低时容易引起消化道和呼吸道等感染；血小板数目过低时出血的风险将会增加，若不及时处理，有可能危及生命。

（一）中医康复处理

化疗后所出现的骨髓抑制表现，如头晕、乏力、纳差、面色无华，易并发感染致发热、出血、怕冷等，可归属于中医学“血虚”“虚劳”“气虚”范畴。多数学者认为化疗后骨髓抑制的中医病因病机为脾肾亏虚，气血不足。

脾胃为后天之本，主运化水谷，借心肺布散精微，濡养四肢百骸形体官窍。脾胃在后天气血的生成方面有着至关重要的作用。《灵枢·决气》曰：“中焦受气取汁，变化而赤，是谓血。”故有“脾胃为气血生化之源”的论述。化疗后患者常出现厌食、纳差等脾胃运化受损症状，加上营养失调，气血生化乏源，进而可见骨髓抑制症状，如头晕乏力、面色无华、厌食纳差等症状。

“骨髓”属于中医学“髓”的范畴。髓的化生、封藏与肾的关系最为密切。《素问·解精微论》曰：“髓者，骨之充也。”髓乃肾中精气所化，藏于骨中，只有肾精充足，方能“骨髓坚固，气血皆从”（《素问·生气通天论》）。恶性肿瘤患者体质虚弱，加之长期应用化疗药物致肾虚更甚，肾虚不能藏精，精不藏则髓不能满，骨髓空虚则化血无力，故出现骨髓抑制现象，如各种血细胞的减少。

气为血之帅，血为气之母，气血的盈亏有赖气血阴阳的调和。气有推动、固摄、激发等作用。脾胃将饮食水谷转化为营气和津液，心肺又将营气和津液化赤成血，这一过程均离不开气化。气能摄血，使血液运行于脉中而不逸于脉外，气实才能使脉管“壅遏营气，令无所避”的生理功能得以正常发挥。卫气行于脉外，有温分肉、充皮肤、肥腠理、司开合的作用，即西医学所指免疫防御体系，恶性肿瘤患者化疗后正气受损，气化无力、气虚失于固摄、卫气卫表失职，故出现化疗后骨髓抑制的表现，如易并发感染致发热、出血、怕冷等。

1. 辨证分型

（1）气血两虚证：化疗初期损伤血液，血液虚少，气血不能互生，以神疲懒言，语言低微，倦怠自汗，面色萎黄，心悸气短，失眠多梦为主症，舌淡苔薄，脉象细弱。治以补益气血，方选当归补血汤、圣愈汤、八珍汤、十全大补汤、归脾汤、补中益气汤、大补元煎等加减。睡眠障碍，心烦不得眠者加珍珠母、紫贝齿各30g；郁郁寡欢者，加首乌藤30g，合欢皮12g；精神恍惚者，加淮小麦45g，大枣15g，炙甘草8g；心肾不交者，加黄连5g，肉桂3g，远志12g；心神不安者，加酸枣仁15g，五味子10g。

（2）脾胃虚弱证：化疗药毒往往直中脾胃，患者多见一派脾胃虚损、呆滞之象，以神疲懒言，厌食纳差，呕恶纳呆，头晕乏力，面色无华为主症，舌质淡红，苔白厚或腻，脉象滑细。治以理气健脾、消滞和胃，方选香砂六君子、参苓白术散等加减。纳呆食少者，加炒鸡内金30g，或炒谷芽、炒麦芽各30g，或焦山楂30g；舌苔厚腻者，加苍术15~30g，厚朴12g；恶心呕吐明显者，重用姜半夏至15g，姜竹茹至30g，连翘30g；便溏或腹泻者，可加石榴皮3~15g，马齿苋、凤尾草、地锦草各15~30g；大便不畅或干结者，加枳壳12g，生大黄粉2~6g。

（3）精虚髓亏，阴阳俱虚证：化疗后损伤肝肾致使精虚髓亏、阴阳两虚，以畏寒肢冷，面色无华，五心烦热，咽干舌燥为主症，舌质淡红，舌苔白润，脉象细弱。治以补肾益精，阴阳双补，方选地黄饮子、金匮肾气丸、桂附地黄丸、龟鹿二仙汤等加减。肝气郁结，脉弦者，加柴胡、枳壳、郁金各12g，疏肝理气；或加预知子、佛手各12g，山柰6g，理气止痛；或加莪术、延胡索、苏木各12g，活血理气止痛；肝肾阴虚者，加枸杞子、山茱萸各12g，墨旱莲30g；舌红少苔或光剥少津者，加麦冬、玉竹、生地黄各12g，北沙参30g；肾阳虚者，加巴戟天、淫羊藿、菟丝子、补骨脂各12~15g。

2. 中成药

（1）地榆升白片：每次0.2~0.4g，口服，每日3次。

（2）复方阿胶浆：每次20mL，口服，每日3次。

（3）复方皂矾丸：每次7~9丸，口服，每日3次。

（4）艾迪注射液：成人每次 50～100mL，加入 0.9% 氯化钠注射液或 5%～10% 葡萄糖注射液 400～450mL 中，静脉滴注，每日 1 次。

（5）参芪扶正注射液：250mL，静脉滴注，每日 1 次。

（6）参附注射液：每次 20～100mL，加入 5%～10% 葡萄糖注射液 400～450mL 中，静脉滴注，每日 1 次。

3. 单方验方

（1）充髓填精方：黄芪 30g，太子参、龟甲各 20g，菟丝子、熟地黄、肉苁蓉、枸杞子、何首乌各 15g，阿胶 12g，姜半夏、陈皮各 10g，砂仁 5g。

（2）养血地黄汤：黄芪 60g，熟地黄 24g，制黄精、苦参各 15g，泽泻、牡丹皮、茯苓各 9g，当归、山茱萸、山药、补骨脂各 12g。

（3）三奇汤：人参 3g，天冬 15g，熟地黄 20g，女贞子 15g，黄芪 20g，丹参 15g，阿胶 10g，鹿角霜 10g，黄精 20g，羊蹄根 10g。

（4）益气通络解毒方：黄芪 40g，炒白术、茯苓、北沙参、枸杞子、山慈菇、醋鳖甲、醋龟甲、陈皮、浙贝母各 10g，鸡内金、白花蛇舌草各 20g，甘草 5g，蜈蚣 1 条。

4. 药膳调理

化疗后骨髓抑制患者易出现恶心、呕吐、腹泻、便秘等胃肠道反应，要及时给予患者合理的饮食指导。根据患者病情及身体状况制定合理的饮食方案，鼓励患者少食多餐，多食用清淡、低脂肪、高能量、高蛋白、利于消化的食物，例如水果、蔬菜、高纤维的粗粮食物等，注意患者的饮食卫生，避免引起肠道感染。给予患者充足的营养补充，以提高患者自身的免疫力和抵抗力，增加患者对后期化疗的耐受性，并顺利度过骨髓抑制期。

①气血两虚证，饮食宜多食益气养血之食物，如大枣、黄芪粥、桂圆粥、生姜当归羊肉汤等。患者可食用阿胶红枣（红枣 500g，煮熟留少许水，加入阿胶 150g，红糖 50g，溶化后与红山枣同食）、阿胶皮冻（皮冻液熬好后，放入阿胶 100g，溶化后放入冰箱冷却后食用）。便秘者多饮水，食润肠通便之物，如香蕉、芹菜、蜂蜜等。

②气阴两虚证，可食用新鲜百合、山药、银耳、黄芪粥、甲鱼汤等益气养阴之食物。

③脾肾阳虚证，可食用红枣花生汤（红枣10枚，连衣花生100g，红豆100g，同煮）以健脾养血，也可食用桂圆红枣粥（桂圆15g，红枣10枚，粳米100g，枸杞子15g，煮粥）以补益心脾，养血安神。

多数补益药过于滋腻，早期使用不利于脾胃功能的恢复，宜选用清补之品如山药或太子参、西洋参汤代茶饮。待病势趋缓，再适量食用阿胶等血肉有情之品。

5. 适宜的技术

（1）针刺治疗：取穴：足三里、三阴交、血海、关元、气海。操作：在穴位处常规皮肤消毒，取针垂直刺入，采用提插补泻法，重插轻提，得气后留针30分钟。分别针刺一侧足三里、三阴交、血海，关元、气海选其一，共4穴，每日2次，交替进行，完成穴位针刺治疗。

（2）艾灸治疗：①患者取俯卧位，充分暴露腰背，用艾条热灸患者膈俞、大椎、肾俞等穴位，并将有传热、透热感的穴位标为敏感穴位；再用艾条热灸敏感穴位，先回旋灸60秒，随后雀啄灸60秒，循经往返灸120秒，最后温和灸10分钟。共灸2周。②亦可选用主穴大椎、足三里（双）、三阴交（双）；配穴肾俞（双）、脾俞（双）、膈俞（双）、血海（双）。方法：每次取主穴1～2穴，配穴2穴。手持药用艾条采用温和灸。艾条距施灸穴位0.5～1寸，每穴每次约灸10分钟，以穴位局部皮肤潮红为度，每日上下午各1次，10天为1个疗程。③隔姜灸，取大椎、膈俞、脾俞、胃俞为主穴，配肝俞、肾俞、足三里、三阴交等穴位，每日1次，连续9天。

（3）中药贴敷：升血散贴双侧涌泉穴，每日1次。

（二）西医康复处理

1. 白细胞、中性粒细胞降低患者的康复

一般发生在用药之后的7～14天。当白细胞数量降低到正常以下时，机体的抗感染能力会出现不同程度的降低，从而导致各种感染。为降低粒细胞减少症带来的感染风险，医务人员应做到正确执行手卫生，严格无菌操作，减少医源性感染；指导患者及照顾者做好个人卫生，减少人员探视；指导患者做到良好的饮食营养摄入，同时保证饮食卫生，如避免吃未煮熟的食物及不洁净的蔬果，避免与他人共餐等；保持病房整洁、温度适宜，在18～25℃，空气清新，湿度在50%～60%，定期消毒；病室内不宜放置鲜花或干花；指导患者尽量避免去公共场所，以减少交叉感染机会，若必须外出，应佩戴口罩；不接触或看护小动物；积极处理患者的皮肤及黏膜损伤。

2. 血小板降低患者的康复

化疗药物也会影响骨髓生成血小板的能力。当血小板降低到一定程度时，就会影响凝血功能，出现止血障碍或者自发性出血。为预防此类情况发生，应指导患者减少活动，增加卧床休息时间；注意安全，防止跌倒、碰撞；告知家属避免将易引起患者兴奋的消息告诉患者，以免情绪激动引起颅内出血；保持大便通畅，大便时不可过于用力，避免颅内压力升高引起颅内出血；勤剪指甲，避免自行抓伤皮肤，并观察局部有无渗血和皮下青紫现象；注意观察皮肤有无新增部位的出血点或瘀斑；嘱患者使用软毛刷牙刷、吃软食；注意口腔清洁，饭前、饭后、睡前漱口，注意口腔黏膜反应。保持鼻腔清洁湿润，勿用手抠鼻痂，保持室内湿度在50%～60%，以防止鼻黏膜干燥增加出血的可能；禁止剃胡须、用牙签剔牙；勿用力咳嗽；穿宽松棉质衣裤，防止损伤皮肤。

3. 红细胞、血红蛋白降低患者的康复

因为红细胞数目减少，导致人体组织缺氧而影响正常工作的现象称为贫血，症状表现为疲劳、头昏眼花、脸色苍白、身体发冷，甚至呼吸急促。针对化疗期间不同血象的改变，应给予积极对症治疗，必要时输注红细胞。严重时要卧床休息，限制活动，避免突然改变体位后发生晕厥；贫血伴心悸气促时应给予吸氧。

（三）预防性康复处理

饮食方面需给予高热量、高蛋白、高维生素类食物，如瘦肉、猪肝、红枣、黑豆、花生等，注意色、香、味烹调，促进食欲；进食含铁丰富的食物如动物血、动物肝脏、蛋黄、海带、紫菜、木耳等；规律休息，保证充足的睡眠时间，避免剧烈运动；预防头晕、跌倒，久坐或久卧后站起来需缓慢；当出现疲乏无力、头晕、呼吸急促等严重状况时，需及时到专业医生处就诊。

第十节　食管癌化疗脱发

化疗导致的脱发是化疗常见的不良反应之一，从患者的角度看，仅次于呕吐和恶心，排在化疗不良反应的第3位，发生率约为65%，严重脱发可使某些患者心理负担过重，甚至拒绝接受进一步治疗。因此，化疗后脱发是恶性肿瘤治疗过程中需要解决的问题。

食管癌常用化疗药物中能引起脱发的主要有紫杉醇、氟尿嘧啶和顺铂，脱发的程度与使用药物的种类、剂型、方法、是否联合用药、用药周期有关，一般出现于系统用药的患者，但局部应用也可以引起脱发。人体化疗后脱发出现在开始化疗的2~4周，而毛发的再生出现在化疗结束后3~6个月。

脱发主要表现为头发稀少、稀疏、部分脱发或全秃体毛脱落。停药后1~2个月绝大部分可恢复再生，并恢复至原来头发的质地、密度和颜色，甚至有可能更黑、更好。

脱发的国际标准分级：

0度：无。

1度：轻度脱发。

2度：中度脱发，斑秃。

3度：完全脱发，可再生。

4度：脱发，不能再生。

（一）中医康复处理

毛发的生长发育与五脏六腑的关系密切。肾其华在发，《素问·上古天真论》提出："女子七岁，肾气盛，齿更发长……四七，筋骨坚，发长极，身体盛壮；五七，阳明脉衰，面始焦，发始堕；六七，三阳脉衰于上，面皆焦，发始白……丈夫八岁，肾气实，发长齿更……五八，肾气衰，发堕齿槁；六八，阳气衰竭于上，面焦，发鬓颁白……八八……则齿发去……"可知肾气、肾精充盛则毛发生长茂密，肾气肾精亏虚，则发鬓斑白，甚则枯萎脱落。"发为血之余，血为发之本"，血盛则发润，血亏则发枯。《诸病源候论》云："血盛则荣于须发，故须发美。若气血衰弱，经络虚竭，不能荣润，故须发秃落。"进一步说明了血与毛发息息相关。脏腑中的心、肝与血关系密切，心主行血，心气不足，气血不运，不能充毛泽发，毛悴色夭；肝主藏血，肝不藏血，化生不足或血溢脉外，气血亏虚，则毛发无华。此外，血的充足尚有赖于脾胃运化功能的正常发挥。《素问·玉机真脏论》云："脾为孤脏，中央土以灌四旁。"可知脾为中枢，为其余脏腑提供充足的物质基础，保持各脏腑生理功能的正常，五脏调和，津液充足，气血通畅，则毛发光泽浓密。故脱发的根本原因责之于脏腑亏虚，其中尤以心、脾、肝、肾不足为主。中医学认为，恶性肿瘤患者久病成虚，加之化疗后进一步耗伤正气，心、脾、肝、肾脏气亏虚，精血不足是疾病基础。肝藏血，发为血之余，肾藏精，主骨生髓，其华在发，毛发之滋荣源于血，毛发之生机根于肾。因此，肝肾不足，精血亏虚，发失所养为本病主要原因。其病机多由心血虚弱，肝血不足，以致血虚生风，风胜生燥不能营养肌肤、毛发；或肝气郁结，气机不畅，以致气滞血瘀，发失所养而成；或肝肾阴虚，精血耗伤，发枯脱落；或脾胃虚弱、无力运化水谷精微，导致发失所养，发根不固；或由于思虑过度，心绪烦扰，以致血热生风，风动发落。

1. 辨证分型

（1）肝肾亏虚，气血不足：中医学认为，化疗药物为大毒之品，容易损伤机体正气，导致肝肾亏虚，气血不足，且发为血之余，精血同源，头发的生长有赖于全身的精与血，肝主血、肾主精，肝肾同源，其充盈为毛发生长的必备条件。故常以滋补肝肾，益气养血为大法防治化疗相关的脱发。常用的药物有制首乌、菟丝子、女贞子、黑芝麻、当归、人参等。

（2）肝肾阴虚，血虚生风：化疗等有毒之邪常致体内元气耗损，先后天之气虚衰，导致精血生化无源，气血不足，阴血亏虚则内生燥风，故恶性肿瘤患者化疗后可出现以肝、脾、肾虚为本，风邪内动为标之本虚标实证候，治疗当采用滋补肝肾，养血祛风之法。常用的药物有天麻、防风、荆芥、白芷、当归、熟地黄、何首乌、墨旱莲、紫草等。

（3）肾亏血虚，热入血分：中医学认为恶性肿瘤患者多以正虚为本，而化疗药物多为毒热之邪，患者化疗后，正气进一步亏虚，毒热之邪入内，迫血妄行，血热风动，风动则见发落，而头发的生长与体内精血有密切关系，故临床采用凉血解毒之法治其标，补肾养血之法治其本。常用的药物有生地黄、赤芍、牡丹皮、鳖甲、连翘、女贞子、制首乌、牛膝等。

（4）气虚血瘀：恶性肿瘤患者多以气虚为本质，加之化疗后进一步耗气伤津，导致气虚与精血亏虚同时存在；“气为血之帅”，气虚则血运无力，故气虚与血瘀往往同时出现。血瘀影响了血的运行，使头部血液不能养发而致脱发，《血证论》中提到“瘀血在上焦，或发脱不生”，所以血瘀在治疗脱发中非常关键。临床上采用益气补血，活血化瘀之法治疗此种证型。常用的药物有黄芪、当归、川芎、桃仁、红花、赤芍等。

2. 中成药

（1）乌鸡白凤丸：每次1丸，口服，每日3次。

（2）六味地黄丸：每次8丸，口服，每日3次。

（3）右归丸：每次8丸，口服，每日3次。

（4）逍遥丸：每次8丸，口服，每日3次。

3. 单方验方

（1）养真生发冲剂：制首乌30g，熟地黄20g，生黄芪20g，白术15g，当归15g，川芎15g，枸杞子15g，白芷10g，防风15g。

（2）生发美丸：制首乌30g，菟丝子15g，牛膝15g，茯苓15g，补骨脂15g，枸杞子15g，当归15g，红枣15g，女贞子15g，桑叶10g。

4. 药膳调理

（1）核桃芝麻粥：核桃仁200g，芝麻、粳米各100g。将核桃仁及芝麻研末备用。粳米加水煮粥，再加入核桃仁、芝麻各30g即可。每日1～2次食用。主要功效为补肾养血，荣发，适用于肾虚所致的脱发。

（2）首乌鸡蛋汤：制首乌120g，鸡蛋1个。先以2碗水煮首乌约30分钟，取浓汤煮鸡蛋。每日1次，吃蛋喝汤。主要功效为养血荣发，适用于血虚所致的脱发。

（3）芝麻红糖粥：黑芝麻200g，红糖适量。黑芝麻略炒，出香味即可。每次加红糖适量，每日2次。主要功效为补肾养血荣发，适用于肾虚所致的脱发。

（4）龟甲酒：龟甲、黄芪各30g，当归40g，生地黄、茯神、熟地黄、党参、白术、麦冬、陈皮、山茱萸、枸杞子、川芎、防风各15g，五味子、肉桂、羌活各10g。上药共研成粗末，装入布袋内，浸在2.5kg白酒里一周后可用，每次饮酒25～50mL，每日3次。主要功效为补益气血阴阳，生发荣肤延年。适用于气血阴阳俱虚的脱发。

5. 适宜技术

（1）中药外用：对化疗患者予中药煎剂外涂，使药物渗透至发根毛囊部位，使生发细胞得到充足的养分，以对抗化疗药物对头发毛囊部位的损伤，预防或减轻化疗所致脱发。外治法不存在口服中药难咽、恶心、呕吐等现象，患者易于接受，临床应用简单、方便。常用的药物有何首乌、当归、黄精、黑芝麻、熟地黄等。

（2）针刺疗法

①梅花针叩刺方法：患者取坐位，先用75%酒精在脱发区、生发穴、上星、大椎消毒，治疗者手腕用力，用梅花针均匀地叩刺脱发区及以上穴位，共叩刺10分钟，叩刺强度以皮肤潮红为度。梅花针叩刺每3天1次。

②火针治疗方法：首先在斑秃脱发区进行常规消毒，左手手持酒精灯在患者脱发区附近，右手持三头火针尾端1/3处，将针身下1/3处在酒精灯中加热至发白发亮，然后迅速刺入斑秃区（阿是穴），采用速刺疾退的针刺手法，从脱发区边缘向中心密刺，刺破皮肤即可停止，以少量出血为度。治疗后嘱咐患者24小时内不可洗头，针刺区域保持干燥，注意休息，清淡饮食。

③电针：穴位选取百会、上星、头维、四神聪、生发穴、防老穴、健脑穴、安眠穴、三阴交、太溪。患者取俯卧位，消毒，针与头皮成30度夹角快速进针于头皮下，当针尖刺至帽状腱膜下层时，指下感到阻力减小，然后使针与头皮平行，继续进针，深度为0.5～0.8寸，局部酸胀得气为度，分别横向连接电针仪电极于两侧生发穴与百会及上星，留针30分钟。电针参数设定为连续波2Hz，电流强度是0.1～1.0mA，以患者头部肌肉轻微颤动为度。下肢部穴位采用直刺法，深度为1～1.5寸，达到局部酸胀得气。

（3）中药熏蒸治疗：制何首乌20g，红花20g，丹参20g，桃仁10g，黄柏20g，白花蛇舌草30g，侧柏叶20g。患者取坐位，将治疗巾覆盖于患者肩颈部，避免蒸汽喷出打湿衣物；待患者一切准备就绪后，将熏蒸机出气口对准患者头部脱发区域，距离把握在5～10cm，戴好熏蒸头罩，开始熏蒸；上下调节熏蒸机高度，温度以患者自觉舒适为宜，若温度高可打开排气口或者调整熏蒸机高度降温，熏蒸时间为20分钟；熏蒸完毕，患者擦干头部，休息10分钟，避风。中药熏蒸频次：3天1次，10次为一个疗程，连续3个疗程。

（二）西医康复处理

到目前为止，除局部低温在临床上已证实具有预防化疗后脱发的作用外，其他各种方法只是在动物实验证实或在理论上推测具有保护化疗后毛囊损伤的作用，但均未在临床上证实有确切的疗效。局部低温具体方法为：在化疗前20分钟给患者戴冰帽，保持头皮温度15℃以下至用药结束后30分钟，使头皮血管收缩、血流速度减慢，减少组织细胞代谢及组织细胞对化疗药物的吸收，使进入毛细血管网的药物浓度降低，从而达到减少化疗不良反应的目的。但也有学者担心这些方法会因降低头皮、头颅和脑的血药浓度而引起恶性肿瘤转移。

（三）预防性康复处理

1. 心理康复

化疗所致的脱发尤其对女性患者会造成极大的心理负担，甚则成为影响化疗的一大障碍，故而要耐心向患者讲解化疗的目的和方法，告诉患者化疗所引起的脱发是可以再生的，停药后1~2个月毛发开始再生，且往往会比以前长出更好的头发。建议患者使用无刺激的化妆品和假发，帮助度过化疗期。

2. 调整习惯

不要使用易产生静电的尼龙梳子，勿用力牵拉头发，避免染发、烫发，外出时使用防晒油、戴帽子、围巾或假发来避免头发受太阳照射；使用软的梳子，多梳头可促进头皮血液循环，有利于头发再生。

3. 饮食指导

食疗药膳可有益于头发再生，如氨基酸和复合维生素是头发生长的必需营养成分；植物蛋白、海带、贝类中的钙质对头发乌黑光润有特殊功用；水果、瘦肉、鸡蛋、菠菜等食物能促进细胞再生，对治疗脱发有辅助作用。

第十一节　食管癌化疗性静脉炎

化学性静脉炎，又称化疗性静脉炎（chemotherapeutic phlebitis），是由于静脉输注化疗药物对血管的刺激性和细胞毒性引起血管内皮损伤的一种无菌性炎症，其主要临床表现为输液部位红、肿、热、痛，静脉有条索状改变、脓液渗出等。静脉炎引起的损伤程度与化疗药物的种类、pH值、浓度、渗透压及药物本身的不良反应有关。化疗药输入外周静脉可造成血管内皮肿胀、血管周围水肿、炎性细胞浸润、内皮细胞增生、血管扩张、管壁增厚、管腔充血、血管周围出血、纤维增生、血栓形成等病理表现。每年有50%~70%的化疗患者罹患静脉炎，严重者会出现局部组织的溃烂、坏死，不仅影响了化疗方案的顺利实施，对患者的生理、心理方面也造成了巨大痛苦。因此，如何避免化疗药物引起静脉炎，或减轻静脉炎带来的痛苦与损伤，使治疗顺利进行，成为医务工作中的重要问题。

化学性静脉炎的分级

依据美国静脉输液护理学会（INS）规定将静脉炎分为 5 级：

0 级：没有症状；

1 级：输液部位发红，有或不伴有疼痛；

2 级：输液部位疼痛，伴有发红和（或）水肿；

3 级：输液部位疼痛，伴有发红和（或）水肿，静脉有条索状改变，可触摸到条索状的静脉；

4 级：输液部位疼痛，伴有发红和（或）水肿，可触摸到条索状的静脉 >1 英寸，有脓液渗出。

（一）化学性静脉炎的中医康复处理

化学性静脉炎属于中医学“脉痹”“恶脉”“青蛇毒”等范畴，中医病因病机可概括为气滞血瘀，毒邪壅滞血脉。局部血脉运行不畅、津液输布受阻，则局部肿胀，不通则痛；瘀血不去，郁久化热，则局部发热、发红，多属实证。因此临床常采用具有活血化瘀、清热解毒、消肿止痛功效的中药组方外用，能够有效防治化学性静脉炎。

1. 中药外敷法

（1）中药湿敷方

①如意金黄散及其加减方：主要成分为黄柏、姜黄、白芷、天花粉、天南星、大黄、陈皮、甘草等。

②延胡索合剂：主要成分为延胡索、大黄、侧柏叶、蒲黄等。

③护脉散方：主要成分为芒硝、大黄、黄芩、黄连、白芷等。

④攻癌逐瘀散：主要成分为由黄柏、黄芩、大黄、姜黄、紫花地丁等。

⑤肉桂天花粉：皂角刺 10g，穿山甲 10g，黄芪 20g，天花粉 10g，珍珠 1g，白及 10g，胆矾 1g，煅石膏 20g，海螵蛸 10g，肉桂 5g，芒硝 10g，白芥子 10g，黄连 5g，紫珠 3g，虎杖 15g，冰片 0. 5g。

⑥四妙勇安汤：金银花 50g，丹参 30g，延胡索 20g，牛膝 35g，枳壳 20g，当归 20g，生黄芪 100g，甘草 15g，水煎 3 次，浓缩取汁 200mL。

⑦抵当汤：冰片 10g，大黄 10g，桃仁 12g，水蛭 5g，虻虫 3g。

⑧地榆油：地榆与麻油用量的比例为 1∶4。

（2）中药酊剂

①天柏止痛酊：消除局部条索与疼痛感。天花粉 60g，黄柏、大黄、姜黄各 30g，乳香、没药、苍术、天南星（粗粉）各 12g，纱布包裹，置于用 500mL 75% 的酒精中浸泡 7 日后去渣后外敷。

②散瘀止痛酊：可改善临床症状与体征，同时降低外周血管炎症因子超敏 C 反应蛋白和 IL－6。大黄 20g，白芷、红花、延胡索各 15g，取粗末于 260mL 95% 酒精中密封浸泡 48 小时以上，滤去药渣后加入 240mL 蒸馏水将其稀释至酒精浓度为 50%，再加入冰片 5g。

③复方红花酊：红花、大黄、田七、蜈蚣、酒精、利多卡因、地塞米松等制成酊剂外敷。

（3）单方

①芦荟：新鲜芦荟外敷，可抗炎消肿，并促进局部损伤组织愈合。

②海带：即昆布。功能祛湿解毒，软坚散结，消肿止痛，利水。切块外敷。

③红花：可活血祛瘀、改善微循环血流状态。红花煮水外用湿敷 2～7 天，对外周注射氟尿嘧啶引起的静脉炎疗效甚佳。

2. 中成药

（1）云南白药：云南白药粉末喷洒于浸透 50% 酒精的无菌纱布湿敷，并随时补喷 50% 酒精保持纱布湿润，每日更换 1 次，夜间用保鲜膜覆盖。

（2）美宝湿润烧伤膏：用无菌棉签将其外涂 1mm，然后用一次性治疗巾覆盖。

（3）紫金锭：取成药紫金锭（每 10cm 用 1 锭，约 0.25g）加入白醋调成稀糊状，涂于患处，覆盖无菌纱布。

（4）复方藤芷膏：将高剂量复方藤芷膏均匀涂于患处，且用药面积应超出患处周径 2cm，每日两次（间隔时间 8 小时），每次保留时间为 6 小时。

（5）牛黄解毒片：取牛黄解毒片 10 片碾成粉状，加蜂蜜调成糊状，持续外敷穿刺点上方静脉。

3. 适宜技术

（1）隔姜灸：可改善局部微循环，减轻炎性反应引起的发热、红肿、疼痛等表现。常选用艾炷隔鲜姜片灸外关、阿是穴。

（2）镇痛灸：由热熔膏体和自动发热体两部分组成，主要成分为蕲春陈艾，可连续 15 小时左右温度恒定于 42～55℃。治疗每 12 小时 1 次，3 天 1 疗程，连续治疗 3 疗程。

（二）化学性静脉炎的西医康复处理

化学性静脉炎的西医康复一般选用外用药物或物理疗法预防。外用药物常选用 50% 硫酸镁湿敷高渗吸收水肿、化疗前后静脉注射地塞米松抑制炎症介质释放，或选用多磺酸黏多糖乳膏、肝素钠乳膏外涂抗炎消肿。物理治疗方面常采取红光照射镇痛，或局部冷敷减少水肿和药物的扩散。

（三）预防性康复处理

预防性康复应当从化疗开始就注意加强对患者的静脉护理。包括选择合适的静脉穿刺部位与穿刺针具；注意执行无菌原则并加强静脉留置针的护理；严格执行静脉输液制度与化疗药物配置规范；控制好化疗药物的输注速度以及加强对患者的健康宣教，都能够有效防止化疗性静脉炎的产生。

第十二节　食管癌化疗外周神经毒性

化疗致外周神经毒性（chemotherapy－induced peripheral neuropathy，CIPN）是指某些抗肿瘤药物致外周神经功能紊乱而出现的一些症状与体征，30%～40% 接受神经毒性化疗的患者患有此病。CIPN 的出现与药物剂量有密切关联，引发本病的药物主要有铂类、紫杉类、长春碱类等，其中以奥沙利铂和紫杉类发生率较高。不同化疗药物致外周神经毒性的症状有所差异，但都以感觉神经受损为主，推测其差异可能与各药物外周神经毒性的作用机制不同有关，临床以防治为主，目前尚未发现特效药。临床表现为感觉神经、运动神经及自主神经功能受损，症状常表现为感觉异常如瘙痒、灼热、紧绷、刺痛、尖锐样疼痛，感觉迟钝，指（趾）端麻木、腱反射减弱或消失、垂足、肌肉萎缩和麻痹等。

外周神经毒性的分级

根据 WHO 周围神经病变分度标准可将外周神经毒性分为 5 度：

0 度：正常；

1 度：感觉异常或腱反射减退；

2 度：严重感觉异常，轻度无力；

3 度：不能耐受的感觉异常，显著运动障碍；

4 度：瘫痪。

（一）中医康复处理

外周神经毒性以麻木、疼痛、感觉障碍、活动不利等临床表现为特点，隶属于中医学“痹证”“痿证”“不仁”“络病”等范畴，但 CIPN 是由化疗药物所致，其病因病机与以上几种疾病不尽相同，仍存在较多争议，但普遍还是认为本病与“邪盛正虚”“经络瘀阻，肌表失于濡养”等相关，病理因素主要包括“正虚”“邪实”“瘀阻”等，因此治疗上常从“益气”“养血”“活血”“温阳”“通络”等方面论治。

1. 中医方剂

（1）黄芪桂枝五物汤《金匮要略》：黄芪、桂枝、芍药、生姜、大枣。

（2）补阳还五汤《医林改错》：黄芪、当归尾、赤芍、地龙（去土）、川芎、红花、桃仁。

（3）阳和汤《外科证治全生集》：熟地黄、肉桂、白芥子、姜炭、生甘草、麻黄、鹿角胶。

（4）桃红四物汤《医宗金鉴》：当归、熟地黄、川芎、白芍、桃仁、红花。

（5）蠲痹汤《杨氏家藏方》：姜黄、甘草、白芍、羌活、当归、防风、黄芪。

2. 适宜技术

（1）针刺治疗：主穴常选双侧曲池、内关、合谷、血海、足三里、三阴交。随证加减，指尖或趾尖麻木者，加十宣、气端局部放血；运动功能障碍或肌肉萎缩者，加阳陵泉及手足阳明经的腧穴；痰湿盛者加丰隆。

（2）艾灸治疗：①主穴常选取曲池、内关、外关、合谷，每日 1 次，每次 30 分钟，温度控制在 40 ~ 42℃，连用 3 ~ 5 天为 1 个疗程。②艾盐包：可用于奥沙利铂专用感觉神经毒性分级标准评定为 2 级以上者。艾绒 150g 与粗盐（直径：4mm）250g 混合，置于微波炉内温火加热至 2 分钟后取出，温度为 40 ~ 50℃。患者平卧，将艾盐包敷于上肢静脉输液后肢体 30 分钟，每日 1 次。

（3）改良艾灸：艾灸盒灸足三里、悬钟、手三里、手五里、外关或患处，每日 1 次，至患者症状缓解。

3. 中药泡洗

（1）通络散 1：可减轻化疗后患者外周神经毒性所致的疼痛。红花、川乌等中药配方颗粒剂调和后外用。

（2）通络散2：可减轻患者手足麻木症状。生附片3g，淫羊藿2g，桂枝3g，川乌2g，路路通5g。

（3）温经活血方：可降低外周神经毒性发生率。宽筋藤30g，桂枝30g，当归尾15g，艾叶30g，薄荷15g，侧柏叶30g，路路通30g，川芎10g，加水2000mL，煎至1000mL，温浴四肢（水温35～40℃），双手、双足各15分钟，每日1次。1周为1个疗程，2个化疗周期连续外洗。

（4）通络蠲痹汤：可降低神经毒性的发生率。生黄芪50g，桂枝15g，艾叶10g，红花15g，赤芍10g，川芎10g，当归10g，宣木瓜30g，蚕沙30g，浓煎至500mL，使用时加热水至3000mL，暴露手足，利用药液蒸汽熏蒸片刻至水温降至38～40℃时，四肢浸泡至腕关节及踝关节以上5cm，每次浸泡时间约25分钟，每日1次，连续21天。

4. 中成药注射液

（1）参附注射液：50mL，静脉点滴，每日1次。

（2）黄芪多糖注射液：20mL，静脉点滴，每日1次。

（3）参麦注射液：20～50mL，静脉点滴，每日1次。

（4）银杏注射液：5mL，静脉点滴，每日1次。

（二）西医康复处理

西医康复主要选用一些药物缓解周围神经病变导致的疼痛，包括B族维生素（如叶酸）、抗氧化剂、皮质激素贴片或药膏，或小剂量使用抗抑郁药物、抗癫痫药物、阿片类药物或麻醉剂等。

（三）预防性康复处理

均衡饮食，注意休息，戒烟酒，进食富含B族维生素、叶酸及抗氧化剂的食物可能有助于治疗神经病变。日常生活中要尽可能避免摔倒和受伤，如使用不易碎的餐具；保持家里所有的房间、走廊和楼梯充分照明，以免摸黑摔倒，楼梯两侧安装扶手等。设计合理的理疗或锻炼计划也有助于外周神经病变的康复。

参考文献

[1] 王永炎．中医内科学［M］．上海：上海科学技术出版社，1997：189.

[2] 周岱翰．临床中医肿瘤学［M］．北京：人民卫生出版社，2003：152.

[3] 司富春，陈玉龙，徐晓宇，等．古代中医文献对食管癌的认识［J］．河南中医，2005，25（6）：77－79.

[4] 吕翠田，牛亚南，陈玉龙，等．食管癌中医证素特点及组合规律的文献研究［J］．时珍国医国药，2015，26（10）：2457－2459.

[5] 郑玉玲，陈玉龙．中医药治疗食管癌研究述评［J］．中医肿瘤学杂志，2020，2（3）：1－4.

[6] 司富春，陈玉龙．古方治疗噎膈用药分析［J］．山东中医杂志，2004，23（7）：385－387.

[7] 司富春，刘紫阳．食管癌中医证型和用药规律分析［J］．中医学报，2012，27（6）：655－657.

[8] 陈玉龙，司富春．中医药治疗食道癌方药分析［J］．时珍国医国药，2008，19（2）：401－402.

[9] 李佳殷，杨秋晔，林丽珠．林丽珠辨治食管癌经验撷要［J］．辽宁中医杂志，2016，43（10）：2064－2065.

[10] 郭海，赵晓峰，龚婕宁，等．运用周仲瑛教授“癌毒”理论治疗食管癌的疗效观察［J］．中华中医药学刊，2017，35（2）：453－456.

[11] Bray F，Ferlay J，Soerjomataram I，et al. Global cancer statistics 2018：GLOBOCAN estimates of incidence and mortality worldwide for 36 cancers in 185 countries［J］. CA Cancer J Clin，2018，68（6）：394－424.

[12] 国家中医药管理局．噎膈的诊断依据、证候分类、疗效评定——中华人民共和国中医药行业标准《中医内科病证诊断疗效标准》（ZY/T001. 1—94）．辽宁中医药大学学报，2013，15（1）：21.

[13] 中华中医药学会．肿瘤科常见病诊疗指南·食管癌．北京：中国中医药出版社，2008：17－20.

[14] Wei W, Zeng H, Zheng R, et al. Cancer registration in China and its role in cancer prevention and control [J]. Lancet Oncol, 2020, 21 (7): 342-349.

[15] 郑玉玲，陈玉龙．中医药治疗食管癌的研究进展 [J]. 食管疾病，2020，2 (1): 30-33.

[16] 汪宇涵，张铭．食管癌的中医证型特点研究进展 [J]. 湖南中医杂志，2018，34 (5): 200-201.

[17] 彭君伟，周帆，李红琳，等．吴门医派噎膈辨治思想探微 [J]. 江苏中医药，2018，50 (8): 64-66.

[18] 刘炳男，贾文魁，曹玮，等．张锡纯治疗噎膈理论思想与治则治法探讨 [J]. 世界最新医学信息文摘，2019，19 (99): 309-309，313.

[19] 王桂琦，熊朝晖，杜萍，等．斑蝥酸钠对人食管癌细胞作用的体外实验研究 [J]. 河北医科大学学报，2014，35 (2): 194-196.

[20] 冯慧，王华，张晓彦，等．华蟾素注射液辅助西妥昔单抗注射液交替化疗对胸段食管癌淋巴结转移患者的疗效及安全性评估 [J]. 肿瘤药学．2017，7 (1): 93-98.

[21] 张传建．复方苦参注射液同步放疗治疗中晚期食管癌的临床研究 [D]. 济南：山东中医药大学，2017.

[22] 侯激流．参芪扶正注射液在食管癌同步放化疗中的作用 [J]. 中国煤炭工业医学杂志．2012，15 (8): 1244-1246.

[23] 罗智辉，孔令言．康莱特注射液改善晚期食管癌患者生活质量的临床观察 [J]. 肿瘤防治杂志．2001，8 (4): 418-419.

[24] 李东辉，宁亚莉，王海鹏，等．参脉注射液在食管癌放疗增敏中的作用 [J]. 肿瘤防治研究．2014，41 (6): 598-601.

[25] 王强．艾迪注射液联合顺铂与氟尿嘧啶治疗晚期食管癌疗效观察 [J]. 临床合理用药杂志．2017，10 (16): 72-73.

[26] 刘荣华，叶敬东，李长青．抗癌中成药平消片加放射治疗食管癌 106 例随机分析 [J]. 肿瘤防治研究．1995，22 (5): 316-319.

[27] 王丽娟．复方竹叶石膏颗粒防治放射性食管炎的临床研究 [D]. 北京：中国人民解放军医学院，2017.

[28] 李志玖，艾淑颖，周勇，等．回生口服液联合适形放疗治疗食管癌的临床观察 [J]. 实用癌症杂志 . 2013，28（6）：773－774.

[29] 苏丽，夏黎明，李平，等．中药联合放疗对中晚期食管癌患者 T 细胞亚群和 IL－2 表达的影响 [J]. 现代肿瘤医学 . 2011，19（10）：1988－1989.

[30] 张宁，王剑锋，程光惠，等．西黄胶囊辅助放化疗治疗中晚期食管癌患者的疗效评价 [J]. 吉林大学学报（医学版），2017，43（4）：812－817.

[31] 黄晓奇，王运锋．复方斑蝥胶囊联合雷替曲塞治疗晚期食管癌的疗效观察 [J]. 现代药物与临床，2016，31（7）：1045－1049.

[32] 周小宁，周成英，陈平．参芪片联合 PC 方案治疗晚期食管癌疗效观察 [J]. 山西中医，2007，23（4）：32－33.

[33] 柯珂，余云熹，余竹金，等．复方皂矾丸对晚期食管癌患者同步放化疗致骨髓抑制的保护作用 [J]. 现代中西医结合杂志，2016，25（33）：3679－3681，3732.

[34] 黄智芬，黎汉忠，张作军，等．拔罐治疗癌性疼痛 30 例疗效观察 [J]. 上海针灸杂志，2006，25（8）：14－15.

[35] 毛友生，赫捷，程贵余．我国食管癌外科治疗的现状与未来对策 [J]. 中华肿瘤杂志，2010（6）：401－404.

[36] 黄国俊．半个世纪以来我国食管癌外科治疗的基本经验 [J]. 中华肿瘤杂志，2007，29（10）：795－797.

[37] 王欣，韦植．食管癌微创手术治疗的临床研究进展 [J]. 微创医学，2020，15（2）：129－133.

[38] 单言歌，张卫国．食管癌术后并发症及处理 [J]. 食管疾病，2020，2（4）：315－320.

[39] 刘明，党建中．中西医结合治疗食管癌切除术后吻合口瘘疗效观察 [J]. 西部中医药，2018，31（3）：102－104.

[40] Krill Timothy，Baliss Michelle，Roark Russel，et al. Accuracy of endoscopic ultrasound in esophageal cancer staging. [J]. J Thorac Dis，2019（11）：S1602－S1609.

[41] 林洪生，刘杰，张英．《恶性肿瘤中医诊疗指南》的内涵及其意义 [J]. 中国肿瘤临床与康复，2016，23（3）：257－260.

［42］李晓丽，刘丽坤，郝淑兰，等.《食管癌中医诊疗指南》适用性评价研究［J］. 中华中医药杂志，2016，31（10）：4107－4110.

［43］马纯政，王蓉，张明智，等. 化痰散瘀法治疗中晚期食管癌 30 例临床观察［J］. 中医杂志，2013，54（15）：1301－1303，1307.

［44］杨茜雯，张铭，金长娟. 食道通结方辅助化疗对中晚期食管癌鳞癌患者生存期及免疫功能的影响［J］. 中医杂志，2017，58（21）：1838－1842.

［45］王新杰，郑玉玲，张明智，等. 豆根管食通口服液治疗食管癌临期疗效观察［J］. 郑州大学学报（医学版），2006，41（3）：494－496.

［46］刘怀民，郑玉玲，刘晓莉，等. 华蟾素联合化疗治疗中晚期食管癌［J］. 中国实验方剂学杂志，2011，17（5）：235：237.

［47］司富春，岳静宇. 食管鳞癌的中医证候聚类分析［J］. 中医杂志，2012，53（22）：1944－1947.

［48］谷铣之，殷蔚伯，刘泰福，等. 放射治疗学［M］. 北京：北京医科大学中国协和医科大学联合出版社，1997：501.

［49］樊锐太，郭耀信，郭有中，等. 加速超分割放射治疗食管癌的毒副作用及并发症［J］. 中国癌症杂志.2000.19（6）：598.

［50］余桂清，王瑞林. 食管癌、贲门癌中西医结合诊治方案［J］. 中国肿瘤，1994，3（8）：12－13.

［51］马纯政，王蓉，张明智. 化痰散瘀法对中晚期食管癌放疗增效的研究［J］. 北京中医药大学学报，2014，37（12）：830－831.

［52］刘怀民. 地黄管食通口服液治疗放射性食管炎 80 例［J］. 河南中医，2007，27（2）：43.

［53］杜业勤，吴朗杰，阿合力·纳斯茹勒拉. 食管癌放疗前后中医证型改变与 T 淋巴细胞亚群以及 NK 细胞的关系［J］. 新疆医科大学学报，2012，35（1）：1－6.

［54］郭军辉，王园园，王新新，等. 浅述食管癌术后及放化疗后并发症的中医药治疗［J］. 中医肿瘤学杂志，2020，2（3）：94－98.

［55］蒋梅，罗琦. 健脾化痰法联合食管覆膜支架植入治疗老年食管癌 18 例疗效观察［J］. 新中医，2012，44（3）：76－77.

[56] 杨玲，郝晓雯，李鹏，等．食管良性狭窄金属支架植入术后合并症分析［J］．首都医科大学学报，2014，35（5）：621－625.

[57] 陈传贵，于振涛，金庆文，等．食管癌术后吻合口瘘的临床特点及危险因素分析［J］．中华外科杂志，2015，53（7）：518－521.

[58] 赖克方．咳嗽的诊断与治疗指南（2015）［J］．中华结核和呼吸杂志，2016，39（5）：323－354.

[59] 李岩，陈治水，危北海．胃食管反流病中西医结合诊疗共识意见（2010）［J］．中国中西医结合杂志，2011，31（11）：1550－1553.

[60] 汶明琦，王捷虹．胃食管反流病中医临证初探［J］．中医杂志，2005（4）：251－252.

[61] 李游，刘绍能．降逆启膈散治疗胃食管反流病的临床研究［J］．中华中医药杂志，2008（10）：942－943.

[62] 林宗广．反流性食管炎怎样安排食疗？［J］．中医杂志，2000（4）：249.

[63] 刘子丹，耿燕楠，宋红春，等．徐景藩诊治反流性食管炎经验［J］．时珍国医国药，2014，25（4）：956－957.

[64] 柏茂树，黄杰，沈红梅，等．放射性食管炎中医研究进展［J］．中国实验方剂学杂志，2011，（20）：293－296.

[65] 刘猛，贾立群．李佩文教授中医外治肿瘤并发症的临证经验初探［J］．中国中西医结合杂志，2014，（11）：1390－1391.

[66] 冯秋瑜，宋宁，黄慧学，等．山茶油的药用研究进展［J］．中国实验方剂学杂志，2016，（10）：215－220.

[67] 储真真，陈信义，李宏．对化疗后骨髓抑制的中医临床理论探讨与防治对策［J］．中华中医药杂志，2005（11）：37－39.

[68] 窦健卿，张辉，高文斌，等．针刺加穴位注射治疗化疗药物致骨髓抑制的临床观察与研究［J］．中国针灸，2002（5）：13－15.

[69] 李健强，辜孔进．解析名医治秃精髓［J］．中医杂志，2003，44（1）：13－14.

[70] 吴小玲，唐菊英，苏荣．如意金黄散外涂治疗化疗药物性静脉炎120例［J］．中国中西医结合杂志，2003（3）：210.

[71] 马林纳，白明，苗明三. 中药酊剂临床外用现状与分析 [J]. 中华中医药杂志，2021，36 (1)：532－535.

[72] 章春芝，任晓东，薛志芳，等. 中药外敷预防化疗性静脉炎的临床观察 [J]. 中华护理杂志，2009，44 (7)：639－640.

[73] Staff N P，Grisold A，Grisold W，et al. Chemotherapy－induced peripheral neuropathy：A current review [J]. Ann Neurol. 2017 Jun；81 (6)：772－781.

[74] Grisold W，Cavaletti G，Windebank AJ. Peripheral neuropathies from chemotherapeutics and targeted agents：diagnosis，treatment，and prevention [J]. Neuro Oncol. 2012 Sep；14 Suppl 4 (Suppl 4)：iv45－54.

[75] 娄彦妮，田爱平，张侠，等. 中医外治化疗性周围神经病变的多中心、随机、双盲、对照临床研究 [J]. 中华中医药杂志，2014 (8)：2682－2685.

[76] 刘猛，贾立群. 贾立群教授中医外治新抗癌剂所致外周神经毒性反应的临证经验 [J]. 中华中医药杂志，2015，30 (6)：1988－1989.